Eva Gockel

Kolloidales Silber für Tiere

Infektionen Erkennen Behandeln Vorbeugen

Eva Gockel

Kolloidales Silber für Tiere

Infektionen Erkennen Behandeln Vorbeugen

Vorbemerkung des Autors
Die Beschreibungen der Behandlungsmethoden in diesem Buch
beruhen auf Erfahrungsberichten und eigenen Beobachtungen.
Es gibt inzwischen Studien zu einzelnen Erregern, die die
Wirksamkeit des Silbers belegen und erklären, nicht jedoch zu
jeder der beschriebenen Anwendungsmöglichkeiten.
Die Beschreibungen in diesem Buch sind kein Ersatz für
professionelle veterinärmedizinische Behandlung bei
gesundheitlichen Beschwerden Ihrer Tiere.
Autor und Verlag stellen ausdrücklich keine Diagnosen und
geben keine Therapieempfehlungen. Dieses Buch soll Tierhaltern
zur Information über Methoden der Gesundheitsvorsorge
und Selbsthilfe dienen.
Die beschriebenen Anwendungsmöglichkeiten erheben keinen
Anspruch auf Vollständigkeit. Bei unklarer Diagnose akuter oder
chronischer Beschwerden gehen Sie bitte
immer zuerst zu Ihrem Tierarzt.

Verlag: CreateSpace Independent Publishing Platform;
Auflage:1 (27. November 2015)
Herausgeber: Eva Gockel
Copyright 2015 Eva Gockel
Umschlaggestaltung: Eva Gockel
ISBN-13: 978-1519531711
ISBN-10: 1519531710

Inhalt

Einleitung

Einleitung

Kolloidales Silber ist ein desinfizierendes Allroundmittel, das jeder Tierhalter zu Hause haben sollte.

Es wirkt desinfizierend und hemmend auf Keime. Immer mehr Menschen wenden es für Erkrankungen an Haut, Ohren, Augen, im Mund und bei oraler Einnahme auch gegen innerliche Infektionen an, die von Bakterien, Pilzen und Viren verursacht werden. Außerdem fördert es die Wundheilung, wirkt regulierend auf das Immunsystem, lindert Juckreiz und beseitigt Gerüche.

Viele Tierhalter wissen schon aus Erfahrung, das kolloidales Silber genau so auch bei allen Tierarten wirkt. Besonders praktisch, wenn man verschiedene Haustiere hält. Und viele, die es inzwischen probiert haben, sind von der Wirkung und von der einfachen Handhabung begeistert.

Vor wenigen Jahren noch nahe zu unbekannt, bzw. noch in Vergessenheit, wissen heute wieder sehr viele Menschen, das Silber von Natur aus eine hemmende Wirkung auf Keime hat. Silber wirkt antiseptisch und desinfizierend. Das Wissen um die desinfizierende Wirkung des Silbers geriet mit Entdeckung der pharmazeutisch erzeugbaren Antibiotika in Vergessenheit. Die wesentlich preiswerteren und vor allen Dingen patentierbaren Antibiotika wurden jahrzehntelang in großen Mengen als wahre Wundermittel flächendeckend teils sinnvoll, teils jedoch auch völlig überflüssig eingenommen oder zweckentfremdet verfüttert. Eine der Folgen dieses übermäßigen Antibiotika Einsatzes sind immer neue antibiotikaresistente Keime. Nicht zuletzt die Diskussion über Alternativen hat die Erinnerung an das Wissen um die antiseptische Wirkung des Silbers und das Interesse daran wieder geweckt. Auch immer mehr Tierhalter fragen nach Alternativen und probieren es. Silber wirkt lebensfeindlich bis tödlich auf einzellige Lebewesen seit Beginn des Lebens auf unserem Planet. Die keimtötende Eigenschaft des edlen Metalls, die sich Menschen schon in der Antike zu nutze machten, ist bis heute unverändert erhalten. Nur sehr wenige Krankheitserreger haben einen Abwehrmechanismus gegen die Wirkung des Silbers entwickelt. Und da fast die Hälfte aller Gesundheitsprobleme unserer Tiere durch Keime verursachte Infektionen sind, kann kolloidales Silberwasser so vielseitig verwendet werden.

Gleichzeitig hat Silber keinerlei schädigende Wirkung auf den Organismus. Tatsächlich hat das Silber seine Bedeutung als Wirkstoff in der Schulmedizin nie wirklich verloren. Neben altbekannten Mitteln, wie Borwasser für entzündete Augen, Höllenstein gegen Warzen und Silberpuder für entzündete Babypopos, wird Silber heute in immer mehr

Produkten vor allem zur Wundpflege und in Wundauflagen verarbeitet. Verständlich erklärt wird, was kolloidales Silber ist und wie es wirkt. Wie erkennt man bei Fertigprodukten, ob es wirklich Silberwasser ist und ob die Qualität gut ist? Was genau sollte ein Gerät zur Eigenherstellung können? Ab wann „lohnt" sich die Eigen-herstellung? Diese Fragen werden kurz beantwortet. Viele Heim- und Haustierhalter haben neben einer Alternative zu vielen chemischen Mittel aber vor allem das gefunden, was kolloidales Silber eigentlich ist: ein vielseitiges Hausmittel zur Vorbeugung, zur schnellen Selbsthilfe in leichten Fällen und als zuverlässige Unterstützung in fast allen Fällen. Das kennt jeder Tierhalter: eine Macke hier, ein Kratzer da, das Tier riecht aus dem Maul oder es juckt sich. Rote Augen, wunde Ohren, Husten, Schnupfen, Immunschwäche, Allergie... mit kolloidalem Silber haben Tierhalter ein ungewohnt vielseitiges Hilfsmittel gegen fast alle selbst behandelbaren Infektionen zur Hand. Die Vielseitigkeit scheint zunächst etwas unübersichtlich. Tatsächlich hat die Verwendung von kolloidalem Silber viele Vorteile. Halter mehrerer Tierarten haben ein Mittel für alle ihre Tiere. Zugleich ist es ein Mittel zur Vorbeugung, ein Mittel zur Immunstärkung, ein Desinfektionsmittel, ein Mittel zur Geruchsbekämpfung und zur Trinkwasser-desinfektion. Ein weiterer großer Vorteil für Züchter und Halter größerer Bestände ist, dass auch gesunde Tiere kolloidales Silber bedenkenlos aufnehmen können. In einigen Infektionsfällen können so ganze Gruppen behandelt werden, ohne das erkrankte und symptomlose Tiere zwingend getrennt werden müssen. Ein großer Vorteil, denkt man an Schwarmvögel, Geflügel, Tauben, größere Gruppen Nagetiere und freilebende Katzen.
Im Hauptteil wird erklärt, wie kolloidales Silber bei welchem Tier gegen welche Erkrankung angewendet wird. In die Anwendungs-beschreibungen sind eigene Beobachtungen und viele zugetragene Erfahrungen zahlreicher Anwender eingeflossen. Übersichtlich werden nach Tierarten sortiert die häufigsten Infektionskrankheiten beschrieben. Neben Informationen zu Ursache, Symptome und Übertragungswege gibt es Hinweise zu weiteren Maßnahmen im akuten Fall und Tipps zur Vorbeugung. Im direkten Bezug wird erklärt, ob und wie kolloidales Silber jeweils angewendet werden kann. Mit etwas Wissen über Infektionen, das Immunsystem, über Keime und wie sie übertragen werden, kann man schon viele Krankheiten verhindern. Darum hat dieses Thema ein eigenes Kapitel.
Im Anhang finden Sie Antworten auf häufig gestellte Fragen, eine Auflistung häufig gebrauchter Fachbegriffe und Hinweise zu weiterführenden Literatur.
Wir wünschen allen Tieren und ihren Besitzern viel Gesundheit und viel Freude miteinander und das dieses Buch über kolloidales Silber gegen

Infektionen bei Tieren Ihnen in dem ein oder anderen Fall schnelle Hilfe sein wird.

Trotzdem nicht vergessen: bei ernsthaften oder ungeklärten Erkrankungen immer zuerst zum Tierarzt!

Für alle Anwendungsvorschläge in diesem Buch gilt: Unbedingt zum Tierarzt, wenn nicht spätestens nach 3-5 Tagen eine deutliche Besserung zu beobachten ist!

1. Infektionen vorbeugen

Infektionen völlig verhindern kann man nicht. Zwar ist es mit gezielten Maßnahmen gelungen, einzelne, teils besonders gefährliche Erreger zu kontrollieren, dennoch werden Infektionen immer zu unserem Alltag gehören. Selbst als ausgerottet geltende Erreger können plötzlich wieder auftauchen. Wichtig ist vor allem, eine Infektion frühzeitig zu erkennen. Die meisten Infektionskrank-heiten haben umso bessere Heilungschance, je eher sie erkannt und behandelt werden. Und man kann einiges tun, um das Infek-tionsrisiko deutlich zu verringern. Schon mit etwas grundlegendem Wissen über Infektionen, Ursachen und Übertragungswege, was das Immunsystem ist, welche Bedeutung Hygiene hat und welche Keime sich wo und wie entwickeln, kann man vielen ansteckenden Krankheiten vorbeugen.

a) Was sind Infektionen?

Als „Infektion" bezeichnet man das Eindringen und Verbleiben krankheitserregender Mikroorganismen in einem Wirtsorganismus, um sich von ihm zu ernähren und sich in ihm zu vermehren. Die sog. pathogenen (giftigen) Lebewesen sind z.B. Bakterien, Pilze, aber auch Geißeltierchen wie Giardien oder Einzeller wie Proto-zoen. Auch Befall mit Würmer oder Flöhen nennt man Infektion. Viren sind keine Lebewesen, produzieren keine Gifte und werden pathogene Moleküle genannt. Alle Krankheiten, die durch Patho-gene ausgelöst werden, nennt man „Infektionskrankheiten". Infektionserkrankungen rufen im Wirt eine mehr oder weniger heftige Reaktion hervor die sog. Immunantwort. Ob und wie heftig diese Abwehrreaktion des Körpers verläuft, hängt davon ab, welche Art der Erreger ist, wie stark er sich vermehrt und in welcher Verfassung das Immunsystem des Wirts ist. Man bezeichnet Infektion an Hand ihrer unterschiedlichen Merkmale.
Bezeichnung nach dem **zeitlichem Ablauf:**
perakut: schnell und gefährlich, danach schwerer Krankheitsverlauf, oft tödlich;
akut: plötzlich beginnend, heftige Auswirkungen;
subakut: weniger heftig;
chronisch: allmählich beginnend, sich über längere Zeit erstreckend;
rezidivierend: sich wiederholend mit demselben Erreger;
latent, persistierend: über einen langen Zeitraum mit dazwischenliegenden, symptomlosen Phasen

Bezeichnung nach der **Herkunft des Erregers:**
endogene Infektion: auch Selbstinfektion, wird von einem Mikroorganismus verursacht, der zur normalen Körperflora gehört, durch Verletzungen, über die Verdauung oder die Lunge aber in den Blutkreislauf gerät;
exogene Infektion: Infektionen mit Erregern aus der Umgebung; vorwiegende Übertragungswege: Tröpfcheninfektion, Schmier-/Kontaktinfektion, Körperflüssigkeiten und blutsaugende Insekten.

Bezeichnung über die **Eintrittspforte in den Wirt:**
Enterale Infektion: über den Darm;
Fäkal-orale Infektion: Erreger aus dem Darm gelangen über Kot durch das Maul in den Organismus;
Parenterale Infektion: Eintritt direkt in das Blut;
perkutane Infektion: über die Haut, durch Verletzungen; *permuköse Infektion*: über die Schleimhäute;
durch Inhalation: über die Atemwege und die Lunge;
urogenitale Infektion: über die Harnwege;
genitale Infektion: über die Geschlechtsorgane;
Intrauterine Infektion: Übertragung während der Trächtigkeit vom Muttertier auf das/die Ungeborenen.

Bezeichnung über den **Ort im Körper:**
lokale Infektion: Der Erreger verursacht Symptome nur an der Eintrittstelle, ohne sich im Organismus weiter zu verteilen;
Genealisierte Infektion: Zunächst vermehrt sich der Erreger nur an der Eintrittspforte, gelangt dann über das Blut weiter in den Körper und befällt, je nach Erregerart verschiedene Organe; *Fokale Infektion:* Ähnlich der generalisierten Infektion gelangen Erreger nach einer lokalen Infektion über den Blutkreislauf in andere Körperregionen oder Organe und verursachen dort Infektionssymptome;
Systemische Infektion: der Erreger tritt über das Blut ein und verbreitet sich über die Blutbahnen im ganzen Körper. **Bezeichnung** nach bestimmten **Symptomen oder Abwehrreaktionen:**
stumme Infektion: Als stumm bezeichnet man eine Infektion, wenn sie nach der Übertragung keinerlei Symptome verursacht. Infizierte bilden Abwehrzellen und können Überträger sein, zeigen aber selbst keine Anzeichen von Krankheit;
abortive Infektion: leichten Krankheitserscheinungen;
manifeste Infektion: Erkrankung mit deutlichen Symptomen;
opportunistische Infektion: Infektion, die nur möglich ist, weil der Organismus bereits durch eine andere Erkrankung geschwächt ist.

b) Das Immunsystem

Angesichts der Mengen krankheitserregender Angreifer könnte man denken, wir und unsere Tiere müssten ununterbrochen krank sein. Das wäre auch so, wären da nicht die Schutzmechanismen, die die Lebewesen über Hunderte von Jahrmillionen entwickelt haben: das Immunsystem.

Physiologischer Aufbau

Das Immunsystem schützt den Organismus vor Fremdkörpern, Krankheitserregern, Giften, Fremdstoffen und es entfernt fehlerhafte eigene Körperzellen. Dieses Schutzsystem haben alle Lebewesen. Es hat sich im Laufe der Jahrmillionen mit dem Lebewesen weiterentwickelt. Aus den einfachen Abwehrmechanismen der frühen Lebewesen, die man das „angeborene Immunsystem" nennt, hat sich mit den späteren Säugetieren ein komplexes System aus verschiedenen Mechanismen, Fresszellen und Antikörper-bildenden Organen entwickelt, das sog. „erworbene Immunsystem".

Das angeborene Immunsystem

Die frühen, einfach gebauten Organismen im Stammbaum des Lebens entwickelten Abwehrmechanismen, die bis heute erhalten sind. Das „angeborene Immunsystem" besteht hauptsächlich aus physiologischen Barrieren. Dazu gehören die Hautflora, Schleimhäute der Atemwege, Mundschleimhaut, Tränenflüssigkeit, Magensäure, Vaginalschleimhaut und Darmflora. Einzig bestimmte Fresszellen, die eindringende Mikroorganismen vernichten, können die Körper dieser Arten bilden. Reptilien und Vögel sind die heute noch lebenden Wirbeltierklassen, die zu diesen frühen Organismen der Erdgeschichte gehören. Die Systematik der Biologie unterliegt der ständigen Veränderung durch neue Erkenntnisse. Bisher wurden Reptilien und Vögel je einem eigenem Stamm zugeordnet. Inzwischen weiß man, dass die Vögel sehr nah mit den Reptilien verwandt sind und evolutionsgeschichtlich zu demselben Stamm gehören. Sie gehören zu den früheren Lebensformen, die schon existierten, bevor die Säugetiere das Immunsystem weiter entwickelten. Ihre Abwehr besteht daher nur aus dem angeborenen Immunsystem.

Das erworbene Immunsystem

Die komplexe immunologische Abwehr der Säugetiere hat zusätzlich das sog. „erworbene Immunsystem" entwickelt. Das ist die Fähigkeit, bei Bedarf genau angepasste Abwehrzellen gegen jeden neuen Krankheitserreger bilden zu können. Etwa 13 verschiedene Arten Abwehrzellen werden in mehreren Organen, vorwiegend im Knochenmark, im Lymphsystem und in der Milz gebildet. Über die Blutbahnen und die Lymphgefäße zirkulieren die im Körper oder lagern einsatzbereit im Gewebe. Dringt ein Erreger in den Körper ein, wird er je nach Art von den verschiedenen Abwehrzellen bekämpft.

Entwicklung des Immunsystems bei Säugetieren

Im Mutterleib und kurz nach der Geburt ist das Immunsystem bei Säugetieren noch nicht in der Lage, Krankheitserreger zu bekämpfen. Neugeborene werden durch die Antikörper der Mutter geschützt. Die Antikörper, die bereits vorgeburtlich die Plazenta passieren können, schützen nach der Geburt ca. 3 bis 4 Monate lang vor Infektionen durch die meisten Keime. Für Säugetiere ist es sehr wichtig, die erste Muttermilch zu trinken. Denn die Antikörper, die die Plazenta nicht vor der Geburt passieren können, werden mit dieser ersten Milch, dem Antikörper-reichen Kolostrum, von der Mutter an das Junge übergeben. In den ersten Lebensmonaten lernt das Immunsystem zunächst, „fremd" von „eigen" zu unterscheiden. Der Körper beginnt, Millionen von Abwehrzellen zu bilden und sortiert dann die aus, die körpereigene Strukturen schädigen würden (Autoimmun-Reaktion). Auf diese Weise lernt das Immunsystem zu unterscheiden, was Krankheitserreger, was körpereigene Zellen sind und welche Antikörper gegen welchen Keim gebildet werden müssen.

Das Immunsystem stärken

Ein gesundes und gut entwickeltes Immunsystem schützt vor vielen Krankheiten. Tiere mit starker Immunabwehr sind seltener krank, Krankheiten verlaufen milder oder kürzer. Grundlage für ein gesunden Immunsystem ist eine ausgewogene Ernährung, die alle für den Organismus notwendigen Stoffe enthält. Das sind vor allem Mineralstoffe wie Eisen, Zink und Selen. Sehr wichtig sind auch täglich frische Vitamine. Unerlässlich für den Aufbau eines gesunden Immunsystems sind außerdem: viel Bewegung, möglichst an der frischen Luft; artgerechte Haltung, so viel Platz, wie möglich; Art-entsprechende Beschäftigung und Gesellschaft; bei jungen, alten oder kranken Tieren: erholsamer Schlaf; lange andauernden Stress unbedingt vermeiden, für Ruhe und regelmäßige Tagesabläufe sorgen; auch Trauer, Langeweile und Einsamkeit schädigen das Immunsystem

1.2. Hygiene

Das aus dem griechischen stammende Wort Hygiene bedeutet übersetzt: "die Kunst, die der Gesundheit dient".
Die offizielle Definition lautet: Lehre von der Verhütung der Krankheiten sowie Erhaltung, Förderung und Festigung der Gesundheit.
Kernpunkte der Hygiene sind Sterilisation und Desinfektion mit dem Ziel, durch Keime übertragbaren Krankheiten vorzubeugen.
Unter Hygiene versteht man also Reinigungsmaßnahmen zur Reduktion der Keimbelastung.
Man unterscheidet:
1. Sterilisation: völlige Keimfreiheit
2. Desinfektion: Minimierung der Anzahl an Keimen unter ein gesundheitsgefährdendes Niveau.
Die Sterilisation, also die völlige Keimfreiheit, ist außerhalb spezieller Räume praktisch nicht möglich und in der Tierhaltung kaum erforderlich.
Dauerhafte völlige Sterilisation würde außerdem das Immunsystem verkümmern lassen. Unkontrollierte Keimbe-lastungen dagegen gefährdenden die Gesundheit.
Richtige Hygiene im Alltag hat das Ziel, eine gesunde Mitte zu finden und zu erhalten. Für die Tierhaltung heißt Hygiene in der Praxis, Erreger, Übertragungsrisiken und Keimbrutstätten kennen und vermeiden und durch Art-entsprechende Haltungsbedingungen sowie regelmäßige und angemessene Reinigungsmaßnahmen beseitigen bzw. gar nicht erst entstehen zu lassen. Einzellige Bakterien, Mikropilze und Viren gehören zu den ältesten Lebe-wesen unserer Erde. Sie bewohnen unseren Planeten seit mehreren Milliarden Jahren. Sie kommen überall vor, in den ver-schiedensten Arten und Variationen und können sich unter für sie günstigen Bedingungen rasant vermehren. Sie mussten sich immer wieder anpassen und entwickeln auch heute noch ständig neue Mutationen mit immer neuen Überlebensstrategien. Ein 100%-iger Schutz vor allen Infektionen ist im alltäglichem Leben kaum zu erreichen. Doch man kann das Risiko vor allem schwere Infektions-erkrankungen erheblich mindern. Voraussetzung für die richtigen Hygienemaßnahmen ist etwas Wissen über Lebensweise, Fortpflanzung und Übertragungswege. Um Infektionen vorzubeu-gen, sollte man wissen, wo sich welche Keime entwickeln können, wie sie übertragen werden und unter welchen Bedingungen sie sich vermehren.
Bakterien vermehren sich unter günstigen Bedingungen mit einer Generationszeit von 20 - 40 Minuten. Das heißt, alle 20 - 40 Minuten verdoppelt sich ihre Anzahl. Die günstigsten Bedingungen dazu finden sie im Temperaturbereich von 27°C bis 37°C bei ausreichender

Feuchtigkeit und geeignetem Nährboden oder in einem Wirt. Pilze bevorzugen ähnliche Bedingungen. Außerhalb eines Wirts leben sie, gemeinsam mit Bakterien und Algen im sog. Biofilm. Der bildet sich überall dort, wo Feuchtigkeit und Schmutz zusammen kommen. Feuchte Ecken und Ritzen, Gegenstände, die längere Zeit der Feuchtigkeit ausgesetzt sind oder nicht gepflegte Wasser-gefäße sind bekannte Beispiele. Der grünliche oder bräunliche Schmier, der sich hier bildet, ist Biofilm. Bakterien und Pilze leben auch in Kot und Urin, in anderen Körperausscheidungen, in ver-dorbenem Futter, fauligem Boden, Einstreu oder in Kadavern. Typische Keimherde im Stall sind z.B.: feuchte Holzböden; Kot und Urin im Einstreu; ungepflegte Einstreu; Feuchtigkeit in Futterlager und Futterbehälter; Nager- oder Insektenbefall in Futterlager und Futterbehälter; ungepflegte Wasser- und Futterbehälter; stehendes Wasser in Eimern, Pfützen, Tümpel u.ä.; Feuchtigkeit in Heu- und Strohlager; Nager- oder Insektenbefall in Heu- und Strohlager; Nagetiere, Insekten, Parasiten; ungereinigtes Zubehör; Kadaver im Futter - z.B. tote Mäuse in Silage-ballen.

Quarantäne
Zur vorbeugenden Hygiene gehört neben regelmäßiger Reinigung die Quarantäne. Wenn sie mehrere Tiere halten, lassen Sie Neuzugänge nicht sofort in die Gruppe. Isolieren Sie Tiere, die Auffälligkeiten zeigen, bis eine gesicherte Diagnose gestellt ist und keine Ansteckungsgefahr mehr besteht. Bei Ausbruch einer ansteckenden Krankheit, trennen Sie symptomlose und kranke Tiere. Behandeln Sie vorsorglich alle Tiere. Desinfizieren Sie systematisch alle Orte, an denen sich die Tiere aufhalten, Stall, Käfig, Zimmer, Gehege und alle Gegenstände, mit denen infizierte Tiere in Berührung gekommen sind.

Impfung
(Immunisierung) Zur Hygiene gehört auch die Impfung. Lassen Sie Ihr Tier, insbesondere Tiere, die Freigang und/oder Kontakt zu Artgenossen haben, regelmäßig impfen. Für einige Tierarten gibt es auch bestimmte Impfpflichten. Bei der Impfung unterscheidet man die „aktive Immunisierung" und die „passive Immunisierung". Die aktive Immunisierung wird vorsorglich gegeben. Dabei werden dem Tier abgeschwächte Erreger gespritzt. Das Immunsystem soll daraufhin Antikörper bilden. Die passive Immunisierung wird meist im Akutfall gewählt oder wenn das Immunsystem nicht in der Lage ist, genügend passende Antikörper selbst zu bilden. Bei der passiven Immunisierung werden direkt die passenden Antikörper gespritzt, um das Immunsystem zu entlasten und zur Bildung weiterer passender Antikörper anzuregen.

1.3. Keime

In vielen Fällen muss zuerst eine sog. Erregerbestimmung gemacht werden, bevor die Entscheidung über die richtige Behandlung getroffen werden kann. Die Erregerbestimmung erfolgt in einem Labor.

Bei äußerlichen Erkrankungen mit Verdacht auf Bakterien- oder Pilzinfektion macht der Tierarzt einen sog. Abstrich. Er nimmt mit einem Q-Tipp o.ä. eine Zellprobe von der betroffenen Stelle. Im Labor wird davon dann eine Kultur angelegt. Man lässt die Probe bei bestimmten Temperaturen stehen und überprüft nach einigen Tagen, ob und wenn ja, welche Bakterien- oder Pilzkolonien sich gebildet haben.

Innerliche Infektionen mit Bakterien oder Pilzen werden meist durch eine Blutprobe bestimmt. Ist eine Infektion oder Entzündung im Körper, verändern sich bestimmte Blutwerte. Auch in Proben anderer Körpersekrete, wie Speichel, Schweiß, Schleimhautsekret, Urin und Kot können Bakterien oder Pilze identifiziert werden.

Bei Verdacht auf eine Virus-Infektion nimmt der Tierarzt ebenfalls zunächst eine Blutprobe. Darin wird der Erreger aber nicht direkt gesucht. Das Immunsystem „antwortet" auf jede Virus-Infektion mit der Bildung ganz bestimmter Antikörper. Sind diese Antikörper in der Probe enthalten, ist das der Nachweis, dass das Tier mit dem Virus infiziert ist oder war.

Infektionen vorbeugen erscheint wie ein täglicher Kampf gegen einen unsichtbaren Feind. Die beste Waffe gegen Keime ist, diese Gegner zu (er-)kennen. Bakterien, Pilze und Viren verursachen die häufigsten Infektionen unserer Haustiere. Je besser man weiß, wo sie sich aufhalten und wie sie existieren, desto besser kann man vorsorgen. Je schneller man Symptome deutet, desto schneller kann man im akuten Fall richtig handeln. Manche Erreger verursachen sehr typische Symptome, an denen man sie eindeutig identifizieren kann. Manche Symptome können jedoch auf unter-schiedliche Erreger deuten. Erste Anhaltspunkte sollen die folgen-den Informationen über die häufigsten Krankheitserreger geben.

a) Bakterien

Symptome einer Bakterieninfektion

Die möglichen Symptome sind sehr vielfältig, hängen vom jeweiligen Bakterium und der betroffenen Körperstelle ab. Lokale, äußerliche Bakterieninfektionen wie entzündete Verletzungen, entzündete Augen, Ohren oder Zähne, sind meist schmerzhaft, gerötet oder geschwollen, fühlen sich warm an und eitern oft. Manche riechen sehr unangenehm, faulig oder nach Verwesung. Lokale Bakterieninfektionen, die Eiteransammlungen unter der Haut verursachen, sog. Abszesse, fühlen sich meist warm und gleichmäßig glatt an. Sie können auch mehr oder weniger heftiges Fieber und Schüttelfrost in Schüben auslösen. Solche „Beulen" können aber auch Geschwüre oder Talg durch die vermehrte Produktion einer Haarbalgdrüse sein. Unterschied ist, das diese sich meist kühl anfühlen. Genau kann das nur ein Tierarzt mittels einer Gewebeprobe feststellen. Bitte niemals selber aufschneiden! Manche innerliche Bakterieninfektionen können fast symptomlos sein und sogar unbemerkt bleiben. Andere können schlimme Schmerzen oder Krämpfe verursachen, Erbrechen, Durchfall und Schweißausbrüche. Auch ganz Art-eigene Symptome sind möglich. Ein bekanntes Beispiel ist die Tollwut. Typisch: Schaum am Maul und Krämpfe bis zum Selbstbrechen des Rückrades.

Infektionen innerer Organe, z.B. Lungenentzündung, Blasenentzündung, verursachen sehr häufig Fieber, Schüttelfrost, Müdigkeit, Lust- und Teilnahmslosigkeit. Das Tier zieht sich zurück, in seine Hütte, Stall, Käfig, unters Sofa oder kauert mehr oder weniger reg- und teilnahmslos in einer Ecke. Es will nicht fressen, schläft viel, reagiert nicht in üblicher Weise auf Ansprache, fühlt sich ungewöhnlich warm an. Bei unklarer Ursache gehen Sie bei solchen Anzeichen unverzüglich zu Ihrem Tierarzt.

Was sind Bakterien?

Bakterien sind winzig kleine, mit dem bloßen Auge nicht sichtbare Lebewesen, die aus nur einer Zelle bestehen. Die Biologie zwei Typen Lebewesen: die Eukaryoten, deren Zellen haben einen Kern, der das Erbgut, die DNA sicher umschließt, und die Prokaryoten, deren Zellen keinen Kern haben. Ihre DNA-Fäden befinden sich frei im sog. Cytoplasma und bilden allenfalls eine Ansammlung in Form eines losen Knäuels.

Zu diesen Lebewesen gehören die meisten Bakterien. Es gibt viele krankmachenden Bakterien, die nicht zum Körper unserer Tiere gehören. Es gibt jedoch sehr viel mehr Bakterien-Arten, die lebensnotwendig sind. Die leben an und in uns und unseren Tieren, auf der Haut, den Schleimhäuten und die allermeisten im Darm. Diese Bakterien gehören zur sog. Haut- bzw. Darmflora und haben dort wichtige Aufgaben und sind eine der Grundlagen für ein intaktes Immunsystem. Insgesamt leben auf und in den Körpern unserer Tiere etwa 10 mal mehr Bakterien als sie Körperzellen haben. Das ist eine unvorstellbar große Zahl.

Die allermeisten, ca. 99% davon leben in etwa 400 verschiedenen Arten im Darm. Manche dieser Arten können auch krank machen, aber nur, wenn sie sich übermäßig vermehren, wenn sie an eine Körperstelle gelangen, an die sie nicht hingehören oder wenn das Immunsystem nicht richtig funktioniert. Hautbakterien z.B., die durch offene Wunden in den Blutkreislauf gelangen, können eine Sepsis (Blutvergiftung) verursachen oder innere Organe befallen. Darmbakterien, die über verunreinigtes Futter in Maul und Magen gelangen, können Durchfälle und heftige Vergiftungserscheinungen verursachen.

Systematik und Lebensweise

Bakterien gehören zu den ältesten Lebewesen auf unserem Planet. In den ca. drei Milliarden Jahren ihres Daseins mussten sie sich immer wieder an neue Bedingungen anpassen und haben dabei unzählige Arten und Varianten mit immer neuen Überlebensstrate-gien entwickelt und so fast alle Lebensräume erobert. Manche Art-en benötigen wie wir, Sauerstoff zum Leben, andere können im völligen Vakuum existieren. Einige Arten überstehen Temperaturen nahe dem Siedepunkt, andere überdauern Jahrzehnte im Perma-frost. Wieder andere ernähren sich von Kalk und zersetzen diesen zu Gips, andere bilden sich in Kadavern, bewirken die Verwesung oder leben z.B. in der Milch und bewirken, dass sie dick oder sauer wird oder zu Joghurt. Die meisten Bakterien sind in der Lage, sich sowohl von organischen als auch von anorganischen Stoffen zu ernähren, manche können sogar, ähnlich wie Pflanzen, Photosyn-these betreiben. Wieder andere sind in der Lage, ungünstige Um-weltbedingungen in Form von Sporen, ähnlich wie die Pilze oder manche Moose sie bilden, zu überdauern.
Die meisten Bakterien sind bei Trockenheit inaktiv. Sie brauchen eine feuchte Umgebung und Nahrung zum Überleben und einen bestimmten Temperaturbereich zur Vermehrung, oder einen Wirt, der ihnen alles zusammen bietet. Außerhalb eines Wirts leben Bakterien im sog. Biofilm. Biofilm bildet sich an feuchten Oberflä-chen und ist eine Art Mikrobiotop, das aus Feuchtigkeit und einer Vielzahl verschiedener Mikroorganismen wie Bakterien, Algen und Pilzen besteht. Die ernähren sich darin vom Schleim, den sie selbst produzieren, von Schmutz aus organischen Partikel, z.B. Fliegen-schmutz, Nagerkot, Kot allgemein, Futterreste, Staub aus der Luft.
Hier setzt die Vorbeugung durch gezielte Hygienemaßnahmen an, mit dem Ziel, Biofilm u.ä. Nährböden zu beseitigen bzw. deren (Neu-)Bildung zu verhindern.
Die Vielzahl und der Artenreichtum der Bakterien ist enorm. Nach der alten Klassifikation werden die Stämme ihrer äußeren Form entsprechend unterteilt, die dabei auch in die Namensgebung einfließt: Kugeln = Kokken; Stäbchen = Bazillen; Spiralen = Spirillen; mit Stiel = sog. knospende Bakterien; mit Anhang = sog. knospende Bakterien;

lange, verzweigte Fäden = Mycel bildende Bakterien; Kugelketten = Streptokokken; Kugelansammlungen = Staphylokokken; Stäbchenketten = Streptobazillen. Daneben gibt es noch keulenförmige, Komma-förmige, fadenartige und Korkenzieher-förmige Arten. Die moderne Systematik sortiert die Bakterien jedoch nach genetischer Verwandtschaft. Aktuell geht man von mehr als 50 verschiedenen Stämmen aus, die jeweils in zahlreiche Untergruppen weiter unterteilt werden.

Fortbewegung Bakterien können sich aus eigenem Antrieb fortzubewegen. Die meisten Arten benötigen dazu ein feuchtes Medium, wie es z.B Biofilm, Blut oder Urin bieten. Hier bewegen sie sich mit Hilfe einer oder mehreren Geißeln, Flagelle(n) genannt, durch die Flüssigkeit. Sie bewegen die Geißel nicht rudernd oder wellenförmig wie beispielsweise die im Wasser lebenden einzelligen Geißeltierchen, sondern wirbeln sie mit Schwung kreisförmig wie einen Propeller und erzeugen damit einen Antriebsstrahl. Einige Arten bewegen sich am Untergrund kriechend fort. Spiralförmige Bakterien bewegen sich vorwärts, in dem sie sich um sich selbst drehen. Sie bohren sich dabei wie ein Korkenzieher durch das Medium, in dem sie leben.

Vermehrung Die Vermehrung geschieht bei den Bakterien zum größten Teil geschlechtslos. Die meisten Arten vermehren sich durch Zellteilung. Das Bakterium schnürt sich, je nach Form, quer oder längs ein, bis es sich vollkommen abgeschnürt hat und zwei unabhängige Zellen entstanden sind. Die Zellteilung ist bei viele Arten direkt abhängig von der Umgebungstemperatur und vollzieht sich bei einigen Arten unter idealen Bedingungen in enormer Ge-schwindigkeit. So können sich beispielsweise Salmonellen unter günstigen Voraussetzungen alle 20 Minuten verdoppeln. Manche Arten bilden Sporen oder sog. Knospen. Kleine Ausstülpungen, die sich schließlich völlig abtrennen und in dieser Form sehr lange Zeiträume überdauern können, bis sie unter geeigneten Umwelt-bedingungen zu neuem Leben erwachen.

Austausch von Erbmaterial Bei den geschlechtslosen Formen der Vermehrung entstehen identische Klone. Es kommt zu keinerlei Austausch von genetischem Material. Fehlt dieser Austausch dauerhaft, gibt es keine Weiterentwicklung. Die Spezies degeneriert und wird irgendwann keine lebensfähigen Nachkommen mehr haben. Der Genaustausch ist einer der entscheidenden Faktoren der Evolution und wichtig für die Erhaltung und Weiterentwicklung einer Art. Zu diesem Zweck sind einige Bakterienarten mit einem oder mehreren sog. Pili ausgestattet. Das ist ein winziger schlauch-förmiger Fortsatz aus Plasma an der Zelle. Die Bakterien können mit Hilfe des Pili Art-übergreifend DNA austauschen. Sie koppeln die Pili gegenseitig aneinander und DNA wird von einer Zelle zur anderen übergeben.

Manche Arten tauschen DNA aus, in dem sie sich einfach fest aneinander drücken. Die DNA wird dann durch die Außenwände der Zellen hindurch getauscht. Wieder andere Arten tauschen Gene mit Hilfe sog. Bakteriophagen aus. Das sind Viren, von denen jede Art nur ganz speziell auf einer bestimmten Bak-terienart lebt. Diese Phagen transportieren das Genmaterial zwischen den Bakterien. Diese Fähigkeit, Gen-Austausch über die eigene Art hinaus zu betreiben und so ständig neue Arten mit immer neuen Fähigkeiten und verbesserter Anpassung zu ent-wickeln, ist einer der Gründe, warum Bakterien so schnell Resistenzen gegen Arzneimittel bilden können.

b) Pilze

Gegen ein gesundes, intaktes Immunsystem haben Pilze keine Chance. Nur bei einer Störung des Immunsystems können Pilze eine Krankheit verursachen. Eine Pilzinfektion ist meist Folge einer vorangegangenen Grunderkrankung, die das Immunsystem bereits geschwächt hat, wie Stoffwechselstörung, Diabetes, Leukämie, Leberleiden, Krebs, Katzen-Aids und andere Infektionskrankheiten. Bei angeboren Erkrankungen des Immunsystems, wie Allergien, Autoimmunerkrankungen und als Immundefizienz bezeichnete gestörte Bildung bestimmter Abwehrzellen, werden Pilzinfektionen häufig als Begleiterkrankung beobachtet. Weitere Faktoren, die eine Pilzinfektion begünstigen, können sein: Antibiotika, Umwelt-gifte, Schimmelpilze in Futtermittel oder Umgebung, Gestörtes Gleichgewicht des Säuren-Basen-Haushaltes im Körper, zu viel Zucker im Futter, Bewegungsmangel,anhaltender Stress, Medika-mente, Cortison, Zinkmangel.

Symptome einer Pilzinfektion

Eine Pilzinfektion kann symptomlos sein und unbemerkt von selbst ausheilen. Meist bei gleichzeitig geschwächtem Immunsystem, können sich Pilzinfektionen mit unterschiedlichen Symptomen äußern. Grundsätzlich unterscheidet man Infektionen durch Schimmelpilze und Hefepilze. Beide Arten können lokal äußerlich auftreten und innere Organe besiedeln.
Schimmelpilze der Gattung Aspergillus wachsen z.B. auf Heu, Brot, Früchten, Holz, Papier, Tapeten, Baumwollstoffen, Blumenerde. Immer vorwiegend in feuchtem Milieu. Diese Gattung verursacht die sog. Aspergilose. Manche Arten verstömen einen piligen, moderigen Geruch.Äußerlich sind dabei vorwiegend die Haut, die Krallen und die Schleimhäute der Maulhöhle betroffen. An betroffenen Hautstellen fallen

die Haare bzw., Federn kreisrund aus. Auf Schleimhäuten und auf der Haut von Reptilien ist er meist deutlich als Schimmelpilz-Rasen oder weißlicher Belag zu erkennen. Innerlich befällt Schimmel die Atemwege über die Atemluft. Beim Einatmen der Sporen, meist bei gleichzeitiger Immunschwäche kann es zu einer Infektion der Bronchien und der Lunge kommen. Frühe Symptome eines Befalls der Atemwege können ein trockener Husten und das Aus-husten bluthaltigen Sekrets in Verbindung mit Fieber sein.

Hefepilze gehören zu einer gesunden Hautflora. Bei einer Störung des Immunsystems kann es zu einer übermäßiger Vermehrung der Hefen kommen, die im weiteren Verlauf andere Körperstellen be-siedeln, als die Haut. Symptome verursachen vorwiegend Hefepilze der Gattungen Candida albicans und Malassezia pachydermatis. Candida albicans treten hauptsächlich an warmen und feuchten Körperstellen auf. Meist jucken die befallenen Stellen und man sieht eine Rötung, später entzündliche Hautveränderungen und Schuppenbildung. Infektionen mit diesen Pilzarten riechen oft etwas süßlich und nach Hefe oder Gärung. Sind die Schleimhäute befallen, bildet sich eine Rötung und Schwellung bedeckt mit einer weißen, leicht schleimigen Ablagerung. Candida-Pilzinfektionen der Schleimhäute sind vorwiegend Befall im Mund-Rachen-Raum oder brennender Scheidenpilz. Der Pilz kann aber auch den Darm befallen. Befällt der Pilz den Darm, gehören diese Symptome zu den häufigen: Blähbauch, Atemnot oder Kurzatmigkeit, ständige Erkältungen, Allergien, Nasenverstopfung, Bauchschmerzen, Sodbrennen, Aufstoßen, Durchfall oder Verstopfung, Völlegefühl, Harndrang, häufige Blaseninfektion, Juckreiz im Analbereich, Juckreiz im Vaginalbereich, Ausfluss. Weiterhin treten folgende Anzeichen in Verbindung mit Darmpilz auf: Schwindel, Müdigkeit, Hautkrankheiten, tränende oder brennende Augen, Asthma, Gelenk- oder Muskelschmerzen. Auch Malassezia pachydermatis gehört zur normalen Hautflora und lebt vor allem in fettreichen Hautregionen, den Schleimhäuten, zwischen den Zehen und im Gehörgang. Symptome, bei denen eine Melassezien-Infektion in Betracht kommen kann, sind: atopische Dermatitis, Rötungen und Juckreiz im Bereich zwischen den Zehen, an der Rutenunterseite, Entzündung der Gehörgänge, Juckreiz im Analbereich, Juckreiz im Bereich des Kopfes, Lefzenentzündung, Brillen-ähnlicher Haarausfall um die Augen herum.

Was sind Pilze?

Lange waren sich die Wissenschaftler uneinig, ob die Pilze eher zum Tierreich oder eher zum Pflanzenreich zählen. Inzwischen räumt man den unzähligen Pilzarten ein eigenes Reich ein: das Reich der Pilze. Sie sind so artenreich und so unterschiedlich, dass man nicht alle Pilze mit wenigen Worten beschreiben kann. Allein bei der Größe reicht der Unterschied vom winzigen Einzeller wie die Microsporidia-Arten bis zum größten Lebewesen der Welt, dem Hallimasch. Neu entdeckte Arten und Zusammenhänge, verändern und ergänzen die Systematik der Pilze laufend. Nicht alle Pilze sind giftig oder verursachen Krankheiten. Im Gegenteil sind von den etwa 1.000.000 bisher bekannten Arten nur etwa 50 eine potentielle Bedrohung für die Gesundheit. Die weitaus meisten Pilzarten leben im Erdboden und haben dort wichtige Funktionen für die Tier- und Pflanzenwelt. Die folgende Auflistung der Stämme, in die das Reich der Pilze unterteilt wird, soll einen Überblick über die Vielzahl der Arten geben.

Die Pilze werden in 8 Stämme und ein Unterreich mit zwei Stämmen unterteilt:

Reich: Pilze

1. Stamm: Microsporidia;
2. Stamm:
a) Unterstamm: Töpfchenpilze
b) Unterstamm: Neocallimastigomycota;
3. Stamm: Blastocladiomycota;
4. Stamm: Zoopagomycotina;
5. Stamm: Kickxellomycotina;
6. Stamm: Entomophthoromycotina;
7. Stamm: Mucoromycotina;
8. Stamm: Glomeromycota;

Unterreich: Dikarya
a) Stamm: Schlauchpilze
b) Stamm: Ständerpilze

1. Microsporidia

Arten dieses Stamms sind einzellige Pilze, die als Parasiten in Tieren leben und Krankheiten verursachen können. Sie leben im Darm, dringen in Zellen ein und vermehren sich dort über Sporen. Die Sporen werden mit dem Kot ausgeschieden oder nach dem Tod des infizierten Tieres freigesetzt und können dann über das Maul in den nächsten Wirt gelangen. Im Darm angekommen, schleudert die Spore einen sog. Polfaden aus, der sich durch die Zellwände der Darmzellen bohrt. Dieser Faden ist hohl. Ähnlich wie durch eine Injektionsnadel dringt das Pilzerbgut in die Darmzelle ein, beginnt die Vermehrung und die Bildung neuer Sporen. Beispiele: Encephalitozoonose, Sternguckerkrankheit, tritt bei Kaninchen, Mäusen und Hunden auf, befällt vorwiegend Nieren und Gehirn. Nosemose, Frühjahrsschwindsucht, Darmseuche, betrifft die Honigbienen, befällt das Drüsengewebe von Magen und Darm der Bienen.

2. a) Töpfchenpilze

Töpfchenpilze, auch Flagellatenpilze genannt, sind vorwiegend einzellige Pilze. Sie kommen auf der ganzen Welt vor und leben im Boden, in Seen, Flüssen und Tümpeln. Einige Arten leben als Parasiten in einem Wirt. Töpfchenpilzen bilden zur Vermehrung ungeschlechtliche, genetisch identische Sporen. Sie sind auch in der Lage, bewegliche Keimzellen zu bilden, die mit einer Geißel ausgestattet Ähnlichkeit mit Spermien haben. Nach der Befruchtung bilden sich besondere Sporen, die sehr widerstandsfähig sind und sehr lange Zeit in diesem Stadium überdauern können. Gelangen sie dann auf geeigneten Nährboden, entwickeln sich genetisch neue Individuen. Als Bodenpilze verursachen die Töpfchenpilze einige Pflanzenkrankheiten wie die Maisbraunfleckenkrankheit, Krankheiten an Kohlarten und Kartoffeln. Manche Arten leben im Magen von Wiederkäuern und unterstützen dort deren Verdauung. Andere Arten dieses Stammes können dagegen Krankheiten bei Tieren verursachen.

2. b) Neocallimastigomycota

Die Arten dieses Unterstamms bilden mehrzellige formlose Körper. Alle Arten leben natürlicherweise in Magen und Darm von pflanzenfressenden Säugetieren und ermöglichen die Verdauung pflanzlicher Nahrung.

3. Blastocladiomycota
Die Arten dieses Stammes sind einzellige Pilze, die als Parasiten artspezifisch bestimmte Insekten, Pflanzen oder andere Mikroorganismen befallen.

4. Zoopagomycotina
Die Arten dieses Stamms bilden feine, fadenförmige, mehr oder weniger verzweigte Pilzkörper. Sie leben als äußerlicher oder innerlicher Parasit auf und in Tieren und anderen Pilzen. Die äußerlich auftretenden Arten verfügen über Saugorgane, die sie in andere Organismen bohren, um so deren Nährstoffe abzusaugen.

5. Kickxellomycotina
Die Arten dieses Stamms leben saprobiontisch, d.h., sie ernähren sich von abgestorbenem Material, als Parasiten auf anderen Pilzen oder in Symbiose mit größeren Pilzen. Sie leben vorwiegend im Boden und verursachen keine Krankheiten bei Tieren.

6. Entomophthoromycotina
Entomophthoromycotina, auch Fliegentöterpilzartige genannt, sind mehrzellige Pilze, die ein Myzel bilden. Sie wachsen als thallus-förmiger Körper, d.h. unregelmäßig, rundlich ohne vorgegebenen Form. Einige Arten bilden zur Fortpflanzung Sporen aus, die auf kleine Keulen sitzen, aktiv von dem Pilz ab geschleudert werden und dann bis zu 2cm weit fliegen können. Die meisten Arten leben als Parasiten und befallen Insekten. Infizierte Insekten wirken auf-gedunsen und sind von dem weißen, Watte ähnlichen Myzel um-wachsen. Sie wirken, wie verschimmelt. Einige Arten befallen Pflanzen, Tiere und Menschen. Fliegentöterpilzartige parasitieren z.B. im Bindegewebe und auf der Haut von Säugetieren. Hier ver-ursachen sie, meist zusammen mit Schimmel- oder Hefepilzen, verschiedene, allgemein als -mykose bezeichnete Krankheiten.

7. Mucoromycotina

Die Arten dieses Stamms sind fadenförmig und leben als Schimmel im Boden. Es sind mehrzellige Pilze, die ein Myzel bilden. Manche Arten bilden auch kleine Fruchtkörper in Form kleiner, etwa haselnussgroßer Gallen. Sie ernähren sich von absterbendem Material und leben in Symbiosen mit höheren Pflanzen. Nur wenige Ausnahmen leben als Parasiten auf Pflanzen oder Tieren.

8. Glomeromycota

Arten dieses Stamms sind mehrzellige, im Boden lebende Pilze, deren Myzel enge Symbiosen mit dem Feinwurzelbereich von Pflanzen eingeht. Fast 80% aller Landpflanzen leben in Symbiose mit solchen Pilzen. Sie lebten schon vor ca. 900 bis 1200 Millionen Jahren und gehören zu den ältesten Lebewesen auf der Erde. Krankheiten verursachen diese Pilze nicht. Im Gegenteil: viele Pflanzen würde es ohne sie wahrscheinlich gar nicht geben.

Unterreich: Dikarya

Die Schlauchpilze und Ständerpilze sind so artenreich, dass sie innerhalb der Pilze in ein eigenes Unterreich mit zwei Stämmen eingeteilt werden. Etwa 50-60% aller bekannten Pilzarten zählen zu diesem Unterreich. Sie leben ebenfalls vorwiegend im Boden, oft in Symbiose mit anderen Pflanzen und sind eng mit den Arten des 8. Stamms *Glomeromycota* verwandt.

Unterreich a) Schlauchpilze

Die Schlauchpilze wurde nach der Form ihrer Fortpflanzungsorgane benannt. Sie bilden schlauchartige Behältnisse, in denen die Sporen produziert werden und reifen. Zu dieser Abteilung gehören zahlreiche Schimmel- und Hefepilze, aber auch Morchel, Trüffel sowie weitere ca. 32.000 Arten.

Lebensraum

Schlauchpilze sind auf der ganzen Erde in allen Klimazonen und Ökosystemen verbreitet. Sie bevorzugen für Pilze relativ trockene Lebensräume. Manche Arten sind Kosmopoliten, d.h. sie sind überall auf der Erde zu finden. Andere sind lokal sehr begrenzt, da sie auf ganz bestimmte Umweltbedingungen angewiesen sind und daher nur in bestimmten Regionen leben. Zahlreiche Krankheiten bei Pflanzen, Haustieren und Menschen werden von Arten diese Stammes verursacht. Andere Arten jedoch sind wichtig zur Herstellung mancher Lebensmitteln, z.B. Brot, Bier, Käse u.a. Eine der bekanntesten Arten dieses Stammes ist Penicillium chrysogenum der das Penicillin produziert.

Fortpflanzung

Auch die Schlauchpilze können sich sowohl geschlechtlich als auch ungeschlechtlich fortpflanzen. Die ungeschlechtliche Vermehrung, sprich die Produktion genetisch identischer Klone, vollzieht sich meist schnell und in großen Massen. Sie dient der schnellen Vermehrung. Die geschlechtliche Vermehrung erfordert viel mehr Zeit und bringt oft nur sehr wenige Nachkommen hervor. Das sind dann allerdings neue Individuen, die sich genetisch von ihren Eltern unterscheiden. Die Schlauchpilze haben eine besondere Form der Fortpflanzung entwickelt. Sie durchlaufen zunächst ein geschlechtsloses Stadium, in dem sie nur geklonte Sporen bilden. Darauf folgt das geschlechtliche Stadium. In diesem Stadium unterscheiden sich einige Arten dermaßen vom ersten Stadium, dass sie teilweise sogar als verschiedene Arten klassifiziert wurden. Bei anderen dagegen ist dieses Stadium nicht mehr vorhanden.

Unterreich b) Ständerpilze

Etwa 30% aller bekannten Pilzarten zählen zu dieser großen Schwestergruppe der Schlauchpilze. Die Ständerpilze sind mit ca. 30.000 Arten einer der artenreichsten Stämme, der in drei weitere Unterabteilungen mit jeweils mehreren weiteren Klassen und Unterklassen unterteilt wird. Auch die Ständerpilze haben ihren Namen nach der Form ihrer Fortpflanzungsorgane erhalten.

Lebensraum

Die meisten Arten dieses Stamms leben im Boden, in Symbiose mit Pflanzen. Sie sind ein wichtiger Bestandteil des Ökosystems. Zu diesem Stamm gehören sowohl viele sehr giftige Arten als auch bekannte Speisepilze wie die Champignons, Pfifferlings-artige und der Steinpilz. Zu den Ständerpilze gehören auch die Rost- und Brandpilze, die eine Reihe von Pflanzenkrankheiten auslösen und die Melassezien, die zur normalen Hautflora warmblütiger Tiere gehören, unter bestimmten Bedingungen aber Krankheiten verursachen können.

c) Viren

Symptome einer Virusinfektion

Viren attackieren uns tagtäglich. Die allermeisten Invasionen werden allerdings gar nicht bemerkt, weil das intakte Immunsystem die Viren abwehrt, bevor sie Schaden anrichten können.

Häufigste Symptome bei Virusinfektionen sind: Husten, Schnupfen, Schluck -beschwerden, tränende Augen, Nasenausfluss, Fieber, Schüttelfrost, Abgeschlagenheit, Müdigkeit, Erbrechen, Durchfall. Einige Virus-Arten verursachen ganz spezielle Symptome, an denen man sie eindeutig erkennen kann. Beispiele sind die für Papilloma-Viren typischen Warzen oder die namensgebende blaue Zunge des Blauzungen-Virus. Neben den artspezifischen Symptomen, die nur von ganz bestimmten Arten hervorgerufen werden, verursachen die meisten Viren jedoch sehr ähnliche Symptome, die man außerdem oft kaum von Bakterieninfektionen unterschieden kann. In solchen Fällen muss der Tierarzt eine Erregerbestimmung durch ein Labor veranlassen.

Wichtigste Unterschiede zu Bakterien: Viren verursachen kein Eiter und sie bilden keine Gifte. Sie verursachen keine Bindehautent-zündung an Augen und keine Blutvergiftung. Manche Virusinfektionen können chronisch werden, z.B. die chro-nische Leberentzündung. Einige Viren können lange Zeit unerkannt im Körper überdauern, verursachen nur hin und wieder Beschwer-den, manchmal erst nach Jahren. Symptome entstehen meist erst, wenn Körperzellen zerstört werden, z.B. Katzen-AIDS oder Herpes zoster. Der dringt als Windpocken im Jugendalter ein, überdauert in der Hirnanhangsdrüse und bricht Jahrzehnte später, im Erwachsen-enalter unter bestimmten Bedingungen als Gürtelrose wieder aus.

Was sind Viren?

Viren sind sehr klein. Sie sind viel kleiner als Bakterien oder einzellige Pilze und noch nicht einmal eine Zelle. Ein Virus ist kein Lebewesen. Es besteht nur aus Eiweißbausteinen und genetischer Information. Viren haben keinen eigenen Stoffwechsel und können sich nicht eigenständig vermehren. Zur Ernährung, zur Energiege-winnung und zur Vermehrung braucht jedes Virus einen Wirt. Da Viren unbedingt auf Wirtsorganismus angewiesen sind, gehen die Forscher heute davon aus, das Viren keine selbständigen Lebewe-sen sind. Eine genaue allgemein wissenschaftlich anerkannte Definition gibt es bisher nicht. Obwohl sie keine Lebewesen sind, werden sie von der Wissenschaft doch als Parasit eingestuft, weil sie sich wie Parasiten verhalten. Über Blutbahn, Lymphbahn oder Nerven gelangen die Viren an ihr Ziel: eine Wirtszelle.

Das Virus dockt an die Wirtszelle an und schleust ihr Erbgut durch die Zell-membran in die Wirtszelle ein. Dann zwingt es diese, Viruseinzel-teile herzustellen, die sich von selbst zu neuen Viren zusammen bauen. Die Wirtszelle produziert in ihrem Inneren unzählige Virus-kopien, die sie später als sog. Virionen frei gibt. Meist stirbt die Zelle dabei. Die Virionen befallen im Körper wieder neue Zellen oder werden über Körpersekrete in die Umwelt abgegeben, um neue Wirte zu infizieren. In geeigneter Umgebung bleiben die meisten dieser Virionen nicht viel länger als 24 Stunden aktiv. In dieser Zeit ist die Übertragung auf andere Wirte möglich. Manche Virenarten sind an spezielle Wirte gebunden, d.h. sie befallen nur eine bestimmte Spezies. Andere Arten können fast alle Lebewesen als Wirte nutzen, z.B. die Schnupfen- und Erkältungs-krankheiten verursachenden Adeno- und Rhinoviren.
Einige Viren werden auch über sog. Zwischenwirte übertragen. Die erkranken selbst nicht, können aber andere anstecken.
Beispiele: Blauzungenkrankheit und Malaria, die von blutsaugende Mücken übertragen werden oder die FSME, die von Zecken übertragen werden kann.
Manchmal gelingt es Viren, Artengrenzen zu überwinden. Bekan-ntes Beispiel ist die Vogelgrippe H8N1, die in einigen Fällen auf Menschen übertragen wurde. Tierkrankheiten, mit denen sich auch Menschen infizieren können, nennt man Zoonose.

Übertragungswege
Körpersekrete/Körperflüssigkeiten; Viren können über alle Körpersekrete und Körperflüssigkeiten übertragen werden. Das sind: Speichel, Nasenschleim, Tränen, Ohrschmalz, Schweiß, Urin, Kot, Vaginalschleim, Sperma, Wundwasser und Blut. Beispiele dafür sind Grippeviren. Ansteckung kann auch bei direktem Kontakt zu Infizierten erfolgen, wobei Viren durch winzigste Hautverlet-zungen eindringen. Beispiele: Durchfall durch Adeno- und Rota-viren, Hepatitis, Warzen, Tollwut uva. Auch vorgeburtlich oder während der Geburt kann es durch den Austausch von Körperflüs-sigkeiten während der Trächtigkeit oder während des Geburtsvor-gangs zur Übertragung von Viren kommen. Beispiele: Herpes, Katzen-AIDS, Hepatitis. Die Übertragung über Futtermittel und Wasser ist möglich, im Gegensatz zu Bakterien oder Pilzen können sich Viren in Futtermitteln jedoch nicht vermehren. Virus-belastete Futtermittel sind immer auf eine Verunreinigung durch Ausschei-dungen, durch mit Fäkalien kontaminiertes Wasser oder kontami-nierte Oberflächen zurückzuführen. Beispiele: Adenoviren, Noro-viren, Rotaviren, Sapoviren, Hepatitis. Blutsaugende Insekten kön-nen Viren übertragen. Virusübertragende Blutsauger sind vor allem Zecken und Mücken. Beispiele: FSME, Blauzungenkrankheit, Malaria

Systematik

Die international verbindliche Einteilung der Viren wird Virus-Taxonomie genannt. Sie unterteilt die Vielzahl der Viren, ähnlich wie die Systematik der Pflanzen und Tiere, in Familien, Gattungen und Arten. Parallel wird die sog. Virus-Klassifikation genutzt, die noch weitere Merkmale und Eigenschaften zur genaueren Unter-scheidung verwendet. Die Einteilung der Viren verändert sich laufend. Immer wieder entdecken Forscher neue Arten. Untersuch-ungstechniken werden stets verbessert und verfeinert, so dass immer neue, bisher unvermutete Verwandtschaften und andere Details gefunden werden. Inzwischen nimmt man an, dass zu jeder der etwa 20 Mio. Arten auf der Erde mehrere Virenarten gehören.

Die **moderne Taxonomie** verwendet zur Einteilung vor allem die genetischen Strukturen und unterteilt die bisher etwa 3000 identifizierten, benannten und klassifizierten Virus-Arten in vier Gruppen:

1.) DNA-Viren – Viren, die nur aus DNA bestehen;
2.) Revers transkribierende DNA- und RNA-Viren – Viren, die aus RNA bestehen, die zunächst aber mittels eines speziellen Enzyms im DNA umgewandelt werden muss, bevor sie tatsächlich in die Wirtszelle eindringen und sich in deren Genom einbauen kann;
3.) RNA-Viren – Viren, die nur aus DNA bestehen;
4.) Subvirale Erreger
a) Viroide: Viren, die aus nur einem einzigen RNA-Ring bestehen; b) Satelliten-Viren: Viren, die nur mit Hilfe anderer Viren in eine Wirtszelle eindringen können; c) Prionen - Proteine ohne eigene DNA und RNA, zusammengesetzt aus den Wörtern: Protein und Infektion, körpereigene oder fremde organische Gifte mit virusähnlichen Eigenschaften.

Eine **ältere Systematik** unterteilt ebenfalls in **vier Gruppen**, unterscheidet die Zugehörigkeit jedoch an der Art des erforderlichen Wirtsorganismus:

1.) Viren, die ausschließlich Bakterien befallen, die Bakteriophagen; 2.) Viren, die Algen, Pilze und Protozoen befallen;
3.) Viren, die Pflanzen befallen;
4.) Viren, die Tiere befallen, mit drei Untergruppen:
 a) Viren, die wirbellose Tiere befallen;
 b) Viren, die Wirbeltiere befallen;
 c) Viren, die Vertreter beider Gruppen befallen

d) Weitere Parasiten

Flöhe

Flöhe sind Insekten ohne Flügel. Statt dessen haben ihre Hinterbeine eine spezielle Proteinfaser, die sie wie einen Bogen anspannen können. So erreichen sie, gemessen an ihrer Körper-größe von wenigen Millimetern die enorme Sprungweite von einem Meter. Der Körper des Floh ist ganz flach, optimal an den Lebens-raum Fell angepasst und mit einem Chitinpanzer so geschützt, dass man ihn kaum zerdrücken kann. Sein Maul ist Stech- und Saugapparat. Damit bohrt er sich durch die Haut. Das Blut, das er dabei saugt, genügt ihm dann bis zu zwei Monate als Nahrung. Mehr als an den Wirt sind Flöhe an ihr „Nest" gebunden. Sie leben und vermehren sich an einem warmen Ort und befallen diejenigen, die sich dort aufhalten. Das kann ein Hunde- oder Katzen-körbchen sein, aber auch Teppich, Stroh o.ä. Ab 5°C legen Flöhe Eier, aus denen Larven schlüpfen. In beheizten Wohnungen das ganze Jahr hindurch. Die Larven bleiben im Nest. Sie haben keine Beine, keine Augen, sind mit Borsten bedeckt und ernähren sich während der etwa 4 Wochen Entwicklungszeit von den aus Blut bestehenden Ausscheidun-gen der Alttiere. Symptome Der Flohbiss sieht ein bis-schen so aus, wie ein Mückenstich, hat aber deutlich sichtbar zwei Einstichstellen um die herum sich eine Rötung bildet. Von der Biss-stelle geht ein extremer Juckreiz aus. Befallene Tiere kratzen sich intensiv. Die dadurch entsteh-enden offenen Hautstellen entzünden sich in der Folge rasch mit Bakte-rien. Beobachten Sie extremes Kratzen bei Ihrem Tier, scheiteln Sie das Fell an der Stelle mit Dau-men und Zeigefinger und beobachten Sie eine Weile die Haut. Oft kann man Tierflöhe schon auf diese Weise erkennen. Vorwiegend Floh-Arten die Kleinnager wie Ratten und Mäuse befallen, können über ihren Biss andere Infektionserreger wie die Pest, Flecken-fieber oder Leptospirose übertragen. Befallene Textilien und Teppiche strömen einen markanten, penetranten Geruch aus. Behandlung Die erwachsenen Flöhe am Tier werden mit speziellen Mitteln in Form von Sprays, Spot-on-Produkten, Halsbändern oder auch Ta-bletten u.ä. bekämpft. Bei akutem Befall muss auch unbedingt die Umgebung sorg-fältig mit einem geeigneten Mittel behandelt wer-den, da hier das Lar-venstadium verläuft. Auch die erwachsenen Flöhe verbringen die meiste Zeit nicht direkt auf dem Tier, sondern auf Liegedecken, Plüschspiel-zeugen, im Teppich oder auf Polster-möbeln. Die ganze Behandlung muss nach etwa zwei Wochen wie-derholte werden, damit sich die nach-folgende Generation Flöhe, die in dieser Zeit geschlüpft sein könnte, nicht erneut ausbreitet. Silberwasser wirkt nicht direkt gegen Flöhe. Es lindert aber augenblicklich den schlimmen Juckreiz, verhindert Sekun-därinfektionen und lässt die Bisswunden schneller verheilen.

Milben

Milben gehören zu den Spinnentieren. Sie sind winzig klein, einige Arten
sind bei genauem Betrachten als winzige, sich bewegende Pünktchen
zu erkennen. Von den etwa 50.000 bekannten Arten lebt rund die Hälfte
im Boden. Viele der anderen Arten leben auf Tieren, Pflanzen und auch
auf Menschen. Sie leben in und von Absonder-ungen und darauf
wachsenden Pilzen und Bakterien an verschie-denen Stellen des
Körpers. Sie bevorzugen feuchte warme Orte. Oft findet man sie in
Ohrschmalz oder in Hautfalten. Die Symp-tome, wie Juckreiz, Rötungen,
unangenehmer Geruch, Atemnot und Allergien verursachen dabei meist
nicht die Milben selbst, sondern ihr Kot. Manche Tiere kratzen sich
wund. Unbehandelt werden diese Wunden von Pilzen und Bakterien
besiedeln, von denen sich wiederum die Milben ernähren. Erkrankungen
durch Milben werden als Acariose bezeichnet. Die Ausscheidungen der
Hausstaubmilben können auch bei Tieren Allergien auslösen. Un-
behandelt kann sich daraus Asthma entwickeln. Grabmilben bohren
Gänge in die Haut ihres Wirts. Sie legen dort ihre Eier, aus denen
Larven schlüpfen. Das verursacht bei Tieren die Räude mit starkem
Juckreiz. In den Haarbälgen von Säugetieren leben die Haarbalg-
milben. In der Haut vieler Hunde lebt *Demodex canis*, jedoch nur im
Zusammenhang mit einer Immunschwäche verursachen sie die typische
Hauterkrankung. Auf oder in den Federn der Vögel leben Federmilben.
Bekannt ist auch die bei Honigbienen Krankheiten hervorrufende
Varroamilbe. Zu den Milben gehören auch die Zecken, die sich durch die
Haut von Wirbeltieren bohren und Blut saugen. Milben können auch
Krankheiten übertragen. Einige Mil-benarten können schwere
Krankheiten übertragen. Mit ihren Biss übertragen sie Fleckfieber und
Tularämie (Hasenpest). Zecken können gefährliche Krankheiten wie
virale Hirnhautentzündung (FSME) und Borreliose übertragen.
Vorbeugung → Ohren, Hautfalten, Haut und Federn regelmäßig
kontrollieren. Ohrschmalz vorsichtig entfernen. Allgemeine Hygiene
halten. Immunsystem stärken. Kolloidales Silber wird gegen Milben in
erster Linie vorbeu-gend verwendet, in dem man die Ohren regelmäßig
damit reinigt. Bei akutem Befall wirkt das Silber nicht direkt gegen
Milben. Man entfernt damit den Ohrschmalz, behandelt evtl.
Verletzungen durch Kratzen und verhindert Sekundärinfektionen durch
Bakterien und Pilze. Mittel, die gegen die Milben wirken, erhält man
beim Tierarzt.

Giardien

Giardien ist eine Gattung Einzeller, die in bisher 41 bekannten Arten als Parasiten im Dünndarm vieler Säugetiere, Reptilien und Vögel lebt. Sie sind auf der ganzen Welt verbreitet.

Das Leben der Giardien verläuft in zwei Phasen.

Die aktive Form ist ein länglich ovaler, leicht spitz zulaufender Einzeller mit zwei Zellkernen, die unter dem Mikroskop betrachtet wie Augen wirken. Er hat vier Geißeln zur Fortbewegung und eine Haftscheibe, mit der er sich im oberen Teil des Dünndarms seines Wirts verankert. Dort ernährt und vermehrt er sich.

Die zweite, inaktive Form, auch Dauerform, sind die sog. Zysten. Ähnlich wie die Sporen der Bakterien oder der Pilze, sind die Zysten der Giardien von einer dicken schützenden Zellwand umgeben. Sie werden von Wirtstier ausgeschieden und können in diesem Stadium ungünstige Umweltbedingungen wie anhaltende Trockenheit oder Nährstoffmangel mehrere Monate überdauern. Bis der nächste geeignete Wirt die Zyste aufnimmt und der Vorgang von vorne beginnt.

Giardien sind vorwiegend artspezifisch, d.h. bestimmte Arten befallen ausschließlich bestimmte Wirte. Einige Arten befallen z.B. nur Vögel, nur Reptilien oder nur Nagetiere. Die Art *Giardia canis* z.B. befällt nur Hunde, *Giardia cati* nur Katzen.

Die Art *Giardia intestinalis,* auch *Lamblien* genannt, ist die einzige der 41 Giardien-Arten, mit denen sich auch Menschen infizieren können. Diese Art wird inzwischen weiter in Genotypen unterteilt, bisher A bis G. Genotyp A befällt Menschen, Hunde und Katzen. Genotyp B befällt Chinchillas, Genotyp C Hunde, Genotyp D Hunde und Katzen, Genotyp E Huftiere, Genotyp F Katzen und Genotyp G Nagetiere.

Übertragung

Die Infektion mit Giardien erfolgt direkt über den Kot von Tier zu Tier oder über die Aufnahme von mit infektiösem Kot verunrei-nigtem Wasser oder Futter. Besonders an warmen Tagen können Zysten in offen stehendem Wasser in Eimern, Pfützen oder Tümpeln wochenlang überdauern. Symptome In den meisten Fällen verursacht die Infektion mit Giardien keine Symptome. Geschätzte 10% aller Tiere sind infiziert und unbemerkte Ausscheider.

Symptome verursacht die Infektion vorwiegend bei sehr jungen Tieren, bei älteren oder bei durch eine Vorerkrankung immungeschwächten Tieren.

Kennzeichnend für die Infektion mit Giardien sind Erbrechen, allgemeine Abgeschlagenheit, ein stramm aufgeblähter Bauch und gelblicher, grünlicher oder sehr dunkler, extrem unangenehm riechender Durchfall, der mit hohem Druck dünn wie Wasser herausschießt. Mit dem plötzlichen, heftigen Durchfällen versucht der Körper, die Parasiten los zu werden.

Ob Kolloidales Silber gegen Giardien wirkt, ist umstritten und wurde bisher nicht klinisch untersucht bzw. nachgewiesen. Kenntnisse hierüber beruhen z.Z. vorwiegend auf Beobachtungen von Anwendern. Einige Tierheilpraktiker berichten über Erfolge mit Therapien, bei denen kolloidales Silber in Kombination mit anderen Mitteln gegeben wurde. Kolloidales Silber in einer hohen Anfangsdosis bewirkt sehr starken Durchfall. Möglicherweise unterstützt das den Körper, die Zahl der Erreger deutlich zu reduzieren. In jedem Fall unterstützt das Silber das Immunsystem.

2. Was ist kolloidales Silberwasser und wie wirkt es?

Was ist kolloidales Silber?

Das ist zunächst sehr einfach erklärt:
Das sind kleinste Silberteilchen in destilliertem Wasser.
Der Begriff „kolloidal" ist die Bezeichnung für den Größenbereich zwischen Mikro und Nano. Ein „Kolloid" ist ein Partikel, der kleiner ist als ein μm (Mikrometer) aber größer als ein nm (Nanometer). „Kolloidales" Silber bedeutet also erst mal nicht mehr, als sehr, sehr fein zerkleinertes Silber. Ein Kolloid besteht aus einzeln zählbaren Atomen und ist etwa 5nm klein. Kolloidales Silber zu medizinischen Zwecken wirkt anti-septisch und desinfizierend und wird gegen sehr viele Infektionen angewendet. Es tötet Keime oder verhindert die Vermehrung. In akuten Fällen lindert es oft schnell die Beschwerden. Kolloidales Silber beugt ansteckenden Krankheiten vor, in dem es stärkend und aktivierend auf das Immunsystem wirkt. Außerdem kann man es wegen seiner keimtötenden Wirkung als sehr schonendes und dennoch zuverlässig Desinfektionsmittel, grade in der Tierhaltung sehr vielseitig verwenden.
Kolloidales Wasser kann man mit bestimmten Metallen für verschiedene Zwecke herstellen. So haben z.B. auch Gold, Kupfer und Zink in kolloidaler Form eine Gewisse antiseptische Wirkung, nicht jedoch so ausgeprägt wie Silber. Diese Wirkung dieser und weiterer Metalle auf einzellige Lebewesen entdeckte der Schweizer Botaniker Carl Wilhelm von Nägli (1817-1891). Er beobachtete, das Metalle in Zusammenhang mit Feuchtigkeit Ionen freisetzten. Er nannte das den „oligodynamischen Effekt". Einige der untersuchten Metalle haben schon in winzigsten Mengen eine hohe antiseptische Wirkung. Von diesen Metallen ist Silber das wirksamste, das keinen schädigenden Einfluss auf die Zellen höher entwickelter Lebewesen hat. Zugleich reagieren fast alle Einzeller sehr empfindlich auf Silber. Deswegen ist kolloidales Silberwasser so vielseitig verwendbar.

Wichtige Unterschiede

Unter dem Begriff „kolloidales Silber" werden verschiedene Produkte mit entscheidenden Unterschieden angeboten. In diesem Zusammenhang kommt es immer wieder zu Verwechslungen und Irritationen. Wenn Sie die Unterschiede kennen, ist es ganz einfach. Sehr wichtig sind insbesondere Zusammensetzung und Herstellungsweise der Produkte. Kolloidales Silber zur antiseptischen und desinfizierenden Verwendung, von dem hier die Rede ist, muss besonders rein sein und darf grundsätzlich nichts anderes enthalten als hochreines Silber und besonders gereinigtes destilliertes Wasser für medizinische Zwecke.

Herstellungsweisen

Bei der wohl ältesten Art der Herstellung wird Silber in sog. Kolloidmühlen zu feinstem Pulver zermahlen. Damit das Silber pulvrig bleibt und sich keine Klumpen bilden, wird es mit einem Protein, meist Kasein vermischt. Das Pulvergemisch wird dann bei Bedarf in Wasser verrührt oder als Puder verwendet. Mit diesen gemischten Pulvern erzielt man aber kein reines kolloidales Silber, sondern immer Lösungen mit Silberverbindungen in Form von Silbereiweißen oder Silbersalzen. Solche „Silberwässer" sind fast immer trüb und tragen oft die Aufschrift:"vor Gebrauch schütteln". Die darin enthaltenen Silberverbindungen können sich in inneren Organen und in der Haut ablagern und zu unerwünschten Nebenwirkungen führen. Diese Art Silberprodukte sollten Sie nicht innerlich und nicht über längere Zeit verwenden.

Bis in die 1950er Jahre hinein wurde Silbernitrat, eine Silber-Salz-Lösung, verwendet, meist als Augen- oder Nasentropfen. Silber-kolloide bilden mit Salzen (und anderen Stoffen) feste Verbindung-en. Diese Verbindungen können sich im Organismus, in der Haut oder in inneren Organen ablagern und zu Hautverfärbungen und Ablagerungen vorwiegend in Leber, Niere und Zentralnervensystem führen.

Die moderne Herstellungsweise, die seit etwa der Mitte der 1980er Jahren ständig weiterentwickelt wird, ist das Elektrolyse-Verfahren im Niedervolt-Bereich. Dabei sind die Silberelektroden während der Herstellung im Wasser. Die angelegte elektrische Ladung bewirkt, das kleinste Silberteilchen von den Elektroden direkt ins Wasser abgelöst werden. Dabei werden deutlich kleinere Silberkolloide erzeugt als bei den vorher beschriebenen Methoden. Die Kolloide werden außerdem elektrisch gleich geladen. Wie alle elektrisch gleich geladenen Teilchen, stoßen sich die Kolloide von einander ab und bleiben in Bewegung. Sie schweben durch das Wasser. Zusätze, die die Bildung von Klumpen verhindern, sind überflüssig. Je hochwertiger und reiner die beiden Rohstoffe Silber und Wasser bei dieser Herstellungsweise sind, desto hochwertiger und sicherer in Bezug auf Nebenwirkungen durch Silberverbindungen ist das erzielte Produkt. Sind die Silberelektroden von allen Schadstoffe gereinigt, haben sie die höchstmögliche Reinheit von 99,99% und wird geeignetes, besonders gereinigtes und dampfdestilliertes Wasser verwendet, so sind keine Fremdstoffe vorhanden, mit denen die Silberkolloide eine Verbindung eingehen könnten.

Das fertige Produkt sollte klar und weitest gehend farblos sein. Es darf auf keinen Fall trüb sein, einen Bodenbelag absetzen oder stark verfärbt sein. Verfärbungen entstehen immer durch uner-wünschte Verbindungen des Silbers mit Verunreinigungen. Gelblich verfärbte Produkte können gesundheitsgefährdende Silberverbin-dungen enthalten. Bei ungeeigneter Herstellungstechnik, ungenügend gereinigtem Wasser oder ungenügender Reinheit der Silberelektroden („billige" Silberelektroden, die zu viel Fremdmetall enthalten) entstehen diese Silberverbindungen. Man vermutet, dass die sich in inneren Organen ablagern können oder Neben-wirkungen in Form von Verfärbungen der Haut verursachen.

Auch über Geräte zur Herstellung für die eigene Verwendung, sog. „Kolloidgeneratoren", sollten Sie sich vor dem Kauf genau informieren. Kaufen Sie ein solches Gerät nur, wenn der Hersteller ausdrücklich nur (!) destilliertes Wasser zur Herstellung empfiehlt. Wenn ein solches Gerät auch mit Leitungswasser, Quell- oder Mineralwasser funktionieren soll, kaufen Sie es nicht. Wässer, die mit solchen Geräten hergestellt wurden, enthalten zu viele Fremdstoffe. Es entsteht ein mehr oder weniger trübes, gelbes Produkt, das sehr wahrscheinlich Silbernitrate, Silberchloride, Silbersulfate und ähnliche gesundheitsgefährdende Verbindungen enthält. Das darf man auf keinen Fall für therapeutische Zwecke verwenden. Außerdem sollte man am Gerät einstellen können, welch Konzentration (ppm) genau erreicht werden soll.

Wie wirkt Silber in kolloidaler Form?

Kolloidales Silber wirkt gegen fast alle bekannten krankheitser-regenden Bakterien, Viren und Pilze. Das Silber setzt sich von außen fest an den Erregern an oder dringt in ihn ein und setzt sich an lebensnotwendigen inneren Bestandteilen fest. Die werden dadurch zerstört oder an ihrer Funktion hindert.

Wie das Silber genau wirkt, hängt u.a. auch davon ab, um welchen Erreger es sich handelt. Bei einigen Arten mikrober Pilze und Bakterien zerstört Silber z.B. Strukturproteine der Zellmembran (die „Außenhaut" der Zelle) und im Zellplasma (die halbfeste Füllsub-stanz in der Zelle) und damit die Stabilität der ganzen Zelle. Die Zellmembran verliert ihre Festigkeit, das Plasma wird flüssig, lebenswichtige Bestandteile treten aus und der Einzeller stirbt ab. Bei anderen Arten lagert sich Silber fest an Enzyme an und unterbindet damit deren Transportfunktion. Enzyme transportieren Stoffe wie Nährstoffe, Sauerstoff, Stickstoff u.ä. in die Zelle hinein, zwischen den Zellorganellen hin und her und Abbauprodukte ihres Stoffwechsels aus der Zelle heraus. Lagert sich ein

Silberkolloid an ein solches Enzym an, kann das Enzym nichts anderes mehr transportieren. Die Folge: der Einzeller verhungert, erstickt oder stirbt ab, weil lebensnotwendige Stoffe nicht mehr transportiert werden können.

Eine weitere Wirkungsweise des Silbers ist das sich Festsetzen an Proteinen der DNA und RNA. Man kann sich DNA und RNA wie die zwei Hälften eines Reißverschlusses vorstellen, bei dem beide Hälften perfekt passen müssen, um ihn schließen zu können. DNA und RNA müssen perfekt passen, um sich vermehren zu können. Setzt sich ein Silberkolloid an einer Hälfte fest, passen beide nicht mehr zusammen, so als verklemme eine kleine Metallkugel einen Reißverschluss. Bei Bakterien und mikroben Pilzen behindert das die geschlechtliche Vermehrung zur Blidung genetisch neuer Nachkommen. Bei der Bekämpfung von Viren ist dieser Wirkmech-anismus besonders wichtig. Viren sind keine Lebewesen. Sie vermehren sich nicht wie Bakterien oder Pilze durch Zellteilung. Viren sind nur ein Stückchen DNA oder RNA, ohne eigene Organellen, ohne eigenen Stoffwechsel und ohne eigene Fort-pflanzung. Viele haben noch nicht einmal eine Hülle. Vermehren können sie sich nur in einem lebenden Wirt. Sie dringen in die Kerne der befallenen Körperzellen und bauen sich dort in das Erbgut ein. So bringen die Viren die Körperzellen dazu, massenhaft Virus-Duplikate zu produzieren. Dann sterben die Zellen und entlassen die sog. Vironen, die dann neue Körperzellen befallen, um wieder neue Duplikate zu produzieren. Das fest an Virus-DNA und -RNA anlagerte Silberkolloid verhindert die Bildung weiterer Duplikate im Erbgut der Wirtszelle und vermindert so die Vermehrung.

3. Die Anwendung bei Tieren

Kolloidales Silber wird gegen Infektionen mit Bakterien, Pilzen und Viren äußerlich anwenden und eingeben und hat viele Vorteile.
Es wirkt auf verschiedene Weisen:
1. Antiseptisch
2. Desinfizierend
3. Es fördert das Gewebewachstum
4. Es stärkt Immunsystem
5. Es unterstützt die Bildung der Antikörper u. a. Abwehrzellen

Kolloidales Silber ist einfach anzuwenden, wirkt meist relativ schnell, ist für alle Tierarten und gegen fast alle Krankheiten, die durch Parasiten verursacht werden, geeignet.
Es enthält keine allergieauslösende Stoffe, keine Parfüme oder Alkohol und keine Konservierungsmittel.
Abgesehen von der sog. Erstverschlimmerung (→ häufige Fragen) und evtl. Durchfall bei der ersten innerlichen Anwendung, hat es keine Nebenwirk-ungen, kaum Unverträglichkeiten (→ Wann Sie kolloidales Silber nicht anwenden sollten), man kann es nicht überdosieren und es hat keine negative Wirkung auf gesunde Tiere.

Welche Konzentration (ppm)?

Kolloidales Silberwasser kann in verschiedenen Konzentrationen hergestellt werden. Die Konzentration wird in der Maßeinheit „ppm" gemessen. Je höher der angegebene ppm Wert, um so mehr Silber-Kolloide sind im Wasser. Je höher der Silbergehalt, um so stärker ist die Wirkung. Die benötigte Konzentration variiert je nach Verwendungszweck, Erreger-Art und Intensität der Symptome:

A) Vorbeugend/Immun stärkend

1.) Desinfektion Umgebung u. Zubehör:	10 - 25ppm
2.) Desinfektion Trinkwasser:	10 - 25ppm
3.) innerlich, vorbeugend u. immun stärkend:	25 - 50ppm

B) Im akuten Fall

1.) äußerliche Anwendung:

a) Bakterien-Befall:	10 - 50ppm
b) Pilz-Befall:	50 - 100ppm
c) Viren-Befall:	50 - 100ppm

2.) innerliche Anwendung:

a) Bakterien-Befall:	25 - 50ppm
b) Pilz-Befall:	50 - 100ppm
c) Viren-Befall:	25 - 100ppm

Äußerliche Anwendung

Zur äußerlichen Anwendung, z.B. bei Verletzungen, Hautkrankheiten oder gegen Gerüche hat sich die Verwendung einer Sprühflasche am besten bewährt. Silberwasser kann genauso auch auf getropft werden. Auch bei Entzündungen in Maul oder Schnabel, an Zähnen, Zahnfleisch, Gaumen und Zunge wird es aufgesprüht oder getropft. Wunden und Verletzungen, die mit einem Verband geschützt werden müssen, können mit einem gut mit Silberwasser getränkten Tupfer abgedeckt werden. Angetrocknete Tupfer können vor dem Entfernen mit Silberwasser besprüht und eingeweicht werden. Gegen Gerüche an Liegeplätzen, Käfigen, Einstreu, Zubehör, Spielzeuge u.ä. wird kolloidales Silber bei Bedarf einfach direkt aufgesprüht. Ebenso kann man damit die Raumluft erfrischen. Zur Behandlung von Augen, Ohren oder Nasen tropft man kolloidales Silber am besten mit einer Pipette ein. Bei Verletzungen oder Entzündungen an Pfoten, Krallen und Hufen haben sich Fußbäder sehr bewährt. An den ersten 3-5 Tagen behandelt man die betroffene(n) Stelle(n), je nach dem, wie heftig die Entzündung oder Verletzung ist, 3-5 mal täglich. In den meisten Fällen kann man bereits nach etwa 3 Tagen der Anwendung eine Verbesserung beobachten. Wenn nach einigen Tagen eine deutliche Verbesserung zu sehen ist, behandelt man die Stelle(n) noch einige Tage 1-2 mal täglich bis alles völlig abgeheilt ist. Ist nach 3 bis spätestens 5 Tagen der Anwendung keine Veränderung zu sehen, sind sehr wahrscheinlich keine Bakterien, Pilze oder Viren beteiligt. Spätestens dann muss die Ursache von einem Tierarzt abgeklärt werden.

Innerliche Anwendung

Innerlich gibt man kolloidales Silber im akuten Infektionsfall, zur Vorbeugung, zur Stärkung des Immunsystems bei Immunschwächen oder Allergien und bei chronischen Erkrankungen. Die Wahl der Konzentration (ppm) richtet sich nach der Art des Erregers und der Intensität der Symptome. Die Dosierung wird entsprechend dem Körpergewicht des Tieres und der Intensität der Symptome berechnet. Die Dosierung zur innerlichen Anwendung ist mitunter sehr individuell, grundsätzlich kann man kolloidales Silber jedoch eher unter dosieren als zu hoch.

Vorbeugend, zur Immunstärkung

In Zeiten erhöhter Ansteckungsgefahr kann es Sinn machen, Tieren vorsorglich kolloidales Silber einzugeben. Junges Geflügel beispielsweise, ist in feuchten kühlen Frühsommern sehr empfindlich gegen Erkältungs- und Schnupfen-Erkrankungen. Rechtzeitig kolloidales Silber im Trinkwasser stärkt die Abwehrkräfte der Tiere und verhindert die Übertragung über das Trinkwasser. Vorsorglich behandeln kann man auch Tiere, die keine Symptome zeigen aber Kontakt zu infizierten hatten, Freigänger oder im Freien gehaltene Tiere, die Kontakt zu infizierte Artgenossen oder Wildtieren haben können und Tiere in Stallungen oder Vollieren, die für Wildtiere, Wildvögel oder Kleinnager zugänglich sind. Besonders infektionsgefährdet sind Tiere mit angeborenen Immunschwächen. Tiere, deren Immunsystem durch eine Vorerkrankung bereits geschwächt ist und Tiere mit einer Allergie sind besonders anfällig für Sekundärinfektionen. Neben der keimtötenden Wirkung unterstützt kolloidales Silber das Immunsystem. Wie das genau zusammenhängt, ist noch nicht abschließend geklärt. Offensichtlich ist aber, das die Immunabwehr der Tiere, die vorsorglich Silber bekommen, generell widerstandsfähiger reagiert. Infektionen werden schneller überwunden und es hat einen regulierenden Einfluss auf das Immunsystem.

Dosierung für eine Kur

Zur Vorbeugung, zur Stärkung des Immunsystems bei Immunschwächen, Allergien und bei chronischen Erkrankungen gibt man kolloidales Silber als Kur. Eine Kur mit kolloidalem Silber dauert 4-6 Wochen. Auch hierfür wird die Einzeldosis nach dem Körpergewicht errechnet. Die berechnete Dosis gibt man zwei Wochen lang 1 mal täglich ein. In Woche drei bis sechs gibt man dann die Einzeldosis 2-3 mal wöchentlich. Einzelnen Tieren wird die Tagesdosis, wenn möglich unverdünnt eingegeben. Bei größeren Gruppen, sehr scheuen Tieren oder bei Infektionen, die mit dem Trinkwasser übertragen werden, gibt man das kolloidale Silber vorbeugend 4 bis 6 Wochen lang täglich zum Trinkwasser. Das mischt man im Verhältnis 20ml bis 40ml Silberwasser je 1Liter Trinkwasser. Erneuern Sie das gemischte Trinkwasser mindestens ein Mal am Tag. Nach einer Kur legen Sie eine Pause von etwa 4 Wochen ein, bevor Sie die Kur, falls das nötig sein sollte, wiederholen. Wenn eben möglich, wird kolloidales Silber unverdünnt mit einer Pipette eingegeben. Nur, wenn das gar nicht möglich ist, z. B., wenn das Tier sehr scheu ist und sich nicht festhalten lässt oder eine große Gruppe behandelt werden soll, kann kolloidales Silber auch mit dem Trinkwasser gegeben werden. Über das Futter sollte es nur im Notfall gegeben werden, da dabei die Wirkung sehr schnell verloren geht.

Kur zur Vorbeugung

Einzeldosis 0,25 bis 1ml pro 1Kg Körpergewicht, zwei Wochen lang 1 mal täglich unverdünnt eingeben; 3.- 6. Woche Einzeldosis 2-3 mal wöchentlich unverdünnt eingeben.

Zum Trinkwasser geben

4-6 Wochen lang täglich im Verhältnis 20-40ml/1L dem Trinkwasser zu geben. Bei Bedarf Kur nach einer Pause von etwa vier Wochen wiederholen.

Im akuten Fall...

...gibt man einem einzelnen Tier das kolloidale Silber immer unverdünnt ein. Nur im Ausnahmefall, z.B. bei sehr scheuen Tieren oder großen Gruppen, gibt man es über das Trinkwasser. Man beginnt eine Behandlung mit kolloidalem Silber im Akutfall immer mit einer relativ hohen Anfangsdosierung. Erst, wenn man beobachtet, das sich der Zustand deutlich gebessert hat, wird die Dosis gesenkt. Kolloidales Silber kann auch parallel zu anderen Therapien gegeben werden. Dann die Einzeldosis nicht gleichzeitig mit anderen Mitteln geben, sondern im Abstand von etwa ½ bis 1 Stunde.

Dosierung und Behandlungsdauer

Mit relativ hoher Dosierung beginnen. Je größer das Tier, desto höher die Einzeldosis. Je schwerer die Symptome der Infektion, desto höher die Einzeldosis und die Konzentration (ppm). Je schwerer die Symptome, desto öfter am Tag wird die Einzeldosis gegeben und um so länger dauert voraussichtlich die gesamte Behandlung.

Dauer der Behandlung

Die errechnete Einzeldosis wird 3-7 Tage lang 3 mal täglich gegeben, wenn die Erkrankung leichte Symptome verursacht. Bei schwere Symptomen gibt man die Dosis 14 Tage lang bis zu 5 mal täglich. Wenn eine Besserung zu sehen ist, gibt man die Dosis nur noch 1-3 mal täglich bis zur Genesung. Das dauert i. d. R. etwa 14 Tage, bei schwereren Erkrankungen bis zu sechs Wochen. Kurzformel: 1.- ca. 14. Tag = 3-5 mal täglich dann 1-3 mal täglich bis zur Genesung, in den meisten Fällen etwa 2-3 Wochen, in schweren Fällen bis zu 6 Wochen.

Einzeldosis berechnen

Die Einzeldosis berechnet man in „ml" (Milliliter) pro „Kg" (Kilogramm): 0,25ml bis 1ml pro 1 Kg KG (= Kilogramm Körpergewicht) Bei sehr schweren Symptomen: bis 2ml pro 1 Kg KG. Bei sehr kleinen Tieren unter einem Kilo Körpergewicht berechnet man die Einzeldosis in Tropfen: 1ml = 20 Tropfen. 0,25ml pro 1 Kg = 1 Tropfen pro ca. 200g; 1ml pro 1 Kg = 4 Tropfen pro ca. 200g.

Rechenbeispiele Gesamtbedarf für 14 Tage

Beispiel 1:
Tier, 40 Kg 14 Tage lang behandeln.
Einzeldosis:
Niedrig: 40Kg x 0,25ml/Kg = 10ml
Hoch: 40Kg x 1,0 ml/Kg = 40ml
Niedrig
3x täglich 10ml =   30ml pro Tag
7 Tage x 30ml = 210ml in der ersten Woche
dann
1x täglich 10ml = 10ml pro Tag
7 Tage x 10ml = 70ml in der zweiten Woche
Gesamt niedrigste Dosis für 40Kg: 280ml
Hoch
5x täglich 40ml = 200ml pro Tag
7 Tage x 120ml = 1400ml in der ersten Woche
dann
2x täglich 40ml =   80ml pro Tag
7 Tage x 40ml = 560ml in der zweiten Woche
Gesamt höchste Dosis für 40Kg: 1960ml

Beispiel 2:
Tier, 0,2 Kg 14 Tage lang behandeln.
Einzeldosis:
Niedrig: 200g x 2 Tropfen = 4 Tropfen
Hoch: 200g x 4 Tropfen = 8 Tropfen
Niedrig
3x täglich 4 Tropfen = 12 Tropfen täglich
7 Tage x 12 Tropfen täglich = 84 Tropfen
dann
7 Tage x 4 Tropfen täglich = 28 Tropfen
Gesamt niedrigste Dosis für 0,2Kg: 112 Tropfen = ca. 5,6 ml
Hoch
3x täglich 8 Tropfen =   24 Tropfen täglich
7 Tage x 24 Tropfen = 168 Tropfen
dann
7 Tage x 8 Tropfen = 56 Tropfen
Gesamt höchste Dosis für 0,2Kg: 224 Tropfen = ca. 11,2 ml

Wann Sie kolloidales Silber nicht anwenden sollten

Infektionen können sehr gefährlich bis lebensbedrohlich werden. Einige Infektionserkrankungen sind darüber hinaus anzeigepflichtig. Maßnahmen und Vorgehensweise bei Verdacht und im akuten Fall dieser Krankheiten sind gesetzlich geregelt. Welche Infekte das genau sind, entnehmen Sie bitte den Listen im Anhang.

Zur Erkennung und zu Unterscheidungszwecken werden auch diese Krankheiten beschrieben. Bei schweren akuten Symptomen und/oder unklarer Diagnose gehen Sie bitte immer zuerst zu Ihrem Tierarzt und sprechen die Anwendung von kolloidalem Silber mit ihm ab.

Verwenden Sie kolloidales Silber nicht, wenn ihr Tier an einer Nierenkrankheit oder an einer Herzerkrankung leidet. In beiden Fällen kann es zu Unverträglichkeit kommen, die sich in Erbrechen, starkem Durchfall und allgemeiner körperlicher Erschöpfung zeigen kann.

So vielseitig es ist, in einigen Fällen ist Silber jedoch wirkungslos. Einige wenige Stämme der Bakterienart Pseudomonas, sowie die Sporen der meisten Pilze sind von Natur aus resistent gegen Silber und müssen mit anderen Mitteln bekämpft werden. Milben, Zecken und Flöhe müssen zunächst mit geeigneten Mitteln beseitigt werden. Wunde Stellen und Bisse können dann bis zum Abheilen mit Silberwasser behandelt werden.

Die Behauptung, Silber wirke gegen Würmer, wurde bisher nicht weiter untersucht und nicht bestätigt. Gegen Würmer gibt es geeignete und sichere Mittel, die Sie z.B. bei Ihrem Tierarzt erhalten.

Ob kolloidales Silber gegen Giardien wirkt, wurde bisher nicht klinisch untersucht. Die Erfahrungen hierzu gehen auseinander. Während einige Anwender keinen positiven Einfluss feststellen konnten, berichten andere von rascher Besserung und Genesung.

3.2. Anwendungsmöglichkeiten für alle Tierarten

Erkrankungen, die alle Tiere betreffen können und die mit kolloidalem Silber behandelt werden können, wenn sie von Keimen verursacht wurden oder bei den Verkeimung verhindert oder reduziert werden soll. *Kursiv* geschriebene Krankheitserreger sind *nicht* mit kolloidalem Silber behandelbar.

Verletzungen und Wunden

Verletzungen aller Art, egal wie sie verursacht wurden, können mit kolloidalem Silber behandelt werden. Die meisten silberhaltigen Produkte, die vorwiegend in Apotheken erhältlich sind, werden für die Behandlung von Wunden aller Art angeboten. Das hängt nicht nur mit der desinfizierenden Wirkung zusammen. Silber bewirkt auch, dass das Gewebe rund um die Wunde besser mit Sauerstoff versorgt wird. Das regt das Gewebe zu schnellerem Wachstum an. Dadurch verheilen Wunden schneller. Schon kurze Zeit, nachdem Silberwasser auf eine Wunde gegeben wurde, kann man beobachten, dass sich das Wundrot in helleres Rosa färbt und die Verletzung scheint wie durch ein hauchdünnes Häutchen abgedeckt zu sein. Wenn die frische Wunde sofort und konsequent mit kolloidalem Silber behandelt wird, entzündet sie sich meist gar nicht oder nur kaum. Bisse, Kratzer, Quetschungen, Schnitte, Verbrennungen, chronische Wunden oder Druckstellen und Operationswunden werden mit Silber behandelt, indem man sie täglich mehrmals besprüht oder beträufelt bis sie völlig abgeheilt sind. Akute, stark blutende und/oder große tiefe Verletzungen müssen zuerst sofort von einem Tierarzt fachgerecht versorgt und ggf. genäht werden. Bis zum Abheilen können dann auch solche Verletzungen mit Silberwasser keimfrei gehalten werden. Ältere, bereits entzündete, mehr oder minder stark vereiterte Verletzungen werden gereinigt, eventuelle Fremdkörper und Eiter werden soweit möglich entfernt. Verunreinigungen und ggf. kleinere Fremdkörper kann man durch reichliches Besprühen mit kolloidalem Silber auswaschen. Zur weiteren Versorgung kann die Verletzung dann je nach Größe und Lage, täglich mehrmals besprüht werden. Bei großen Wunden und wenn eine Verunreinigung vermieden werden muss, sollte, wenn irgendwie möglich ein Verband mit einer gut getränkten Mullkompresse angelegt werden. Der Verband muss täglich mehrmals kontrolliert und mindestens ein Mal täglich gewechselt werden. Achten Sie beim Verbandswechsel unbedingt darauf, ob die Kompresse auf der Wunde angetrocknet ist. Bevor Sie eine angetrocknete Kompresse von der Wunde ziehen, sprühen Sie diese gründlich mit kolloidalem Silber ein bis sie richtig nass ist und sich ganz leicht ablösen lässt. Besprühen Sie dann die Verletzung noch einmal gründlich. Lassen Sie die Wunde einen Augenblick lüften und trocknen, bevor Sie den neuen Verband mit frisch getränkter Kompresse anlegen. Halten Sie das Tier derweil unbedingt unter Beobachtung. Verhindern Sie, dass es anstößt, an der Wunde kratzt oder leckt. Achten Sie auch darauf, das keine anderen Tiere oder Insekten mit der Wunde in Berührung kommen. Tiere daran zu hindern, Verbände selbst zu entfernen, würde sicher ein eigenes Buch füllen. Darauf soll hier nicht weiter eingegangen werden, gehört aber zwingend zu einer konsequenten Wundversorgung. Chronische Wunden und Druckstellen werden je nach Größe, Zustand und Lage, mehrmals täglich besprüht oder in der oben beschriebenen Weise mit einem Verband versorgt. Die jeweilige Behandlung wird fortgeführt, bis die Verletzung vollständig abgeheilt ist. Das kann bei kleineren Wunden schon nach fünf bis sechs Tagen sein, bei größeren Verletzungen auch bis zu etwa 14 Tagen dauern. Bei chronischen Wunden ist die Genesungsdauer sehr individuell. Sichere Erkenntnis ist, dass kolloidales Silber in nahezu jedem Fall von Verletzungen den Heilungsverlauf verbessert und beschleunigt.

Ohrentzündungen, Gehörgangentzündung

Ursache: Bakterien: Staphylokokken, Streptokokken, Proteus mirabilis, *Pseudomonas;* Pilze: Melassezia pachidermatis (Hefepilz); Ohrmilbe: *Otodectes cynotis;* Verletzungen in oder an den Ohren
Symptome: Kopf schief halten, Kopf schütteln, Kopf an Gegenständen reiben, eitriger Ausfluss, unangenehmer Geruch aus dem Ohr, Kratzen am Ohr, manchmal auch mit Fieber
Anwendung: Die Anwendung bei Ohrproblemen ist im Prinzip bei allen Tierarten gleich. Mehrmals täglich einige Tropfen, je nach Größe des Ohrs, mit einer Pipette tief in den Gehörgang einträufeln. Einige Augenblicke einwirken, dann ausschütteln oder abfließen lassen. Bei sehr intensiven Symptomen, evtl. verbunden mit Fieber, geben Sie kolloidales Silber zusätzlich einige Tage lang 1-3 mal täglich unverdünnt ein bis sich die Entzündung deutlich bessert. Geben Sie dann die Dosis 1mal täglich bis die Symptome vollständig abgeklungen sind. Wie die Einzeldosis nach dem Körpergewicht errechnet wird, finden Sie im Kapitel → innerliche Anwendung.
weitere Hinweise: häufigste Ursache von Entzündungen an den Ohren bei Tieren sind Milben. Die leben im Ohrschmalz und ernähren sich von den darin lebenden Pilzen und Bakterien. Milben Befall erkennt man meist deutlich am intensiven Kratzen am Ohr und starker Schmalzbildung. Kolloidales Silber wirkt nicht direkt gegen Ohrmilben. Dafür hat der Tierarzt andere geeignete Mittel.

Vorbeugung: Ohren regelmäßig kontrollieren und bei Bedarf reinigen, ggf. einwärts wachsende Haare und groben Schmutz entfernen, auf Fremdkörper und Milben Befall überprüfen. Riechen Sie ab und zu an den Ohren. Gesunde Ohren haben keinen auffälligen Geruch. Typisch für einen Befall mit Pilzen ist ein hefeartiger Geruch. Süßlich-fauliger Geruch deutet auf Bakterien. Reinigen Sie stark oder schnell verschmutzende Ohren vorbeugend ein mal im Monat mit kolloidalem Silber wie oben beschrieben.

Augenentzündung, Bindehautentzündung, Tränenkanalentzündung

Ursache: Bakterien wie Streptokokken, Staphyllokokken und Leptospiren, Zugluft, staubige Luft, Verletzungen, Fremdkörper, verstopfte Tränendrüsen
Symptome: rote, tränende Augen, Auge(n) zukneifen, empfindlich gegen Licht und Zugluft, eitriger Ausfluss
Anwendung: Entzündete Augen werden eingeträufelt. Je nach Intensität der Symptome träufelt man mit einer Pipette 1-3 mal täglich einige Tropfen in das betroffene Auge. Das macht man so lange, bis die Entzündung vollständig ausgeheilt ist, in den meisten Fällen zwei bis drei Wochen. Verklebte Augen können Sie auch mit einer gut getränkter Kompresse vorsichtig auswaschen. Bei Verletzungen an den Augen kann ein Verband mit einer gut getränkten Kompresse angelegt werden, sofern das bei dem betroffenen Tier möglich ist. Der Verband wird dann täglich mehrmals kontrolliert und mindestens ein Mal täglich gewechselt, bis die Verletzung vollständig verheilt ist. Tiere, die im Stall leben, sind oft staubiger Luft ausgesetzt. Das reizt die Augen und lässt sie tränen. Solche Staubaugen kann man mit einigen Tropfen kolloidalem Silber ausspülen. Fremdkörper werden mit reichlich Silberwasser von innen nach außen ausgespült, am besten mit einer Pipette. Wenn es nicht gelingt, den Fremdkörper zu entfernen, gehen Sie unverzüglich zu Ihrem Tierarzt.
weitere Hinweise: Zur Behandlung entzündeter oder gereizter Augen verwenden Sie am besten eine Glaspipette. Verwenden Sie eine Pipette immer nur für ein Tier. So vermeiden Sie eine Übertragung der Erreger von Tier zu Tier.

Zahn-, Zahnfleischentzündung

Ursache: Bakterien, abgebrochene Zähne, Verletzungen im Maul, ungeeignetes Futter
Symptome: gerötetes, geschwollenes, schmerzhaftes Zahnfleisch, faulende Zähne, gestörtes Fressverhalten, Abmagerung, vermehrter evtl. blutiger Speichelfluss, Geruch aus dem Maul, Kopf schief halten

46

beim Kauen, Futter fällt aus dem Maul, nur eine bestimmte Futtersorte fressen wollen

Anwendung: Reinigen Sie ggf. und wenn möglich das Gebiss und entfernen Sie ggf. Futterreste oder Fremdkörper. Bei akuten Entzündungen besprühen Sie Maul, Zähne und Zahnfleisch täglich mehrmals gründlich. Lässt sich das Tier das Besprühen nicht gefallen, versuchen Sie, die betroffenen Bereiche mit einer Pipette zu beträufeln. Ist auch das nicht möglich, geben Sie 20-40ml/1L dem Trinkwasser zu. Geben Sie Silberwasser zusätzlich 1-3 mal täglich, wenn möglich, unverdünnt ein bis die Entzündung vollständig zurück gegangen ist.

Vorbeugung: Maul, Gebiss und Zahnfleisch regelmäßig kontrollieren. Nur geeignetes Futter verfüttern. Zahnfehlbildungen, abgebrochene oder faulende Zähne vom Tierarzt behandeln lassen. Kolloidales Silber zur Stärkung des Immunsystems wie unter → Vorbeugend beschrieben eingeben.

weitere Hinweise: Unterstützen Sie das Immunsystem mit gesunder Ernährung, viel Bewegung, wenn möglich, an der frischen Luft und artgerechter Beschäftigung. Desinfizieren Sie bei Gruppen zusätzlich vorsorglich das Trinkwasser im Verhältnis 20-40ml/1L, um Keimübertragung von Tier zu Tier zu vermeiden.

Blähungen

Ursache: Stoffwechselprodukte in Form von Gasen, die anormal übermäßig von Darm bewohnenden Mikroorganismen ausgeschieden werden. Ursache kann eine Futterumstellung oder Futterunverträglichkeit sein. Blähungen werden aber auch von ungeeignetem oder verdorbenem Futter hervorgerufen.

Symptome: oft übel riechende Abgasungen, aufgeblähter, sich hart anfühlender Bauch, der empfindlich auf Berührungen reagiert

Anwendung: Geben Sie gegen akute Blähungen 2ml/Kg unverdünnt ein. Wiederholen Sie die Dosierung nach etwa vier Stunden. Das kolloidale Silber kann in solchen Fällen einen mehr oder weniger heftigen Durchfall auslösen. Nachdem sich das Tier ein bis zwei Mal gelöst hat, sind Blähungen, die nicht durch Vergiftung verursacht werden, meist verschwunden.

weitere Hinweise: Sollten die Blähungen nicht spätestens nach der dritten Einzeldosis abklingen, stattdessen eventuell weitere Symptome wie Atemnot, Schwäche, Schweißausbrüche, blasse Schleimhäute im Maul und möglicherweise Krämpfe im Bauchbereich hinzu kommen, sollten Sie eine möglich Vergiftung in Betracht ziehen und unverzüglich Ihren Tierarzt aufsuchen.

Durchfall, Magen-Darmprobleme

Ursache: häufiges Begleitsymptom bei verschiedenen Infektionen, Futterumstellung, Futterunverträglichkeit, ungeeignetes oder verdorbenes Futter, nervöses Magen-Darmleiden
Symptome: wässrig dünner, oft übel riechender oder auch ungewöhnlich verfärbter Kot
Anwendung: Gegen akuten Durchfall gehen Sie in gleicher Weise vor, wie unter → Blähungen beschrieben. Wenn heftiger Durchfall nicht spätestens am zweiten Tag abklingt, gehen Sie bitte zu ihrem Tierarzt. Bei länger anhaltenden Magen- oder Darmbeschwerden gibt man 3 mal täglich die Einzeldosis 3-7 Tage lang. Ist eine deutliche Besserung zu sehen, gibt man die Dosierung 1 mal täglich weitere 7-14 Tage lang, bis die Symptome vollständig abgeklungen sind. Bei chronischen Beschwerden kann man Kuren mit Silber machen. Dazu gibt man die Einzeldosis 3 mal täglich 7 Tage lang. Dann gibt man die Dosierung 1 mal täglich weitere 2 bis 5 Wochen lang. Wenn die Kur eine Besserung bei dem Tier bewirkt, wiederholt man die Kur nach einer Pause von etwa vier bis sechs Wochen.
weitere Hinweise: Sollte Durchfall nicht spätestens nach der dritten Anwendung deutlich nachlassen, stattdessen weitere Symptome wie Schwäche, blasse Schleimhäute im Maul, Zahnfleischbluten und evtl. Magenkrämpfe hinzu kommen, sollten Sie eine mögliche Vergiftung in Betracht ziehen. Hat das Tier zusätzlich Fieber u./o. Schüttelfrost kann eine schwerwiegende Infektionserkrankung die Ursache sein. Gehen Sie in beiden Fällen unverzüglich zu Ihrem Tierarzt! Achten Sie bei heftigem Durchfall unbedingt auf eine ausreichende Zufuhr von Flüssigkeit. Bei länger anhaltendem Durchfall sollten Sie mit speziellen Präparaten den Verlust an Elektrolyten ausgleichen.

Abszess

Ursache: abgekapselte Eiteransammlung infolge bakterieller oder viraler Infektion, Pilzbefall, Haarbalgentzündung
Symptome: druckempfindliche schmerzhafte Schwellungen, manchmal mit Fieber und Schüttelfrost
Anwendung: Nach dem Eröffnen durch den Tierarzt (!) legen Sie einen gut getränkten Tupfer auf die betroffene Stelle. Polstern Sie mit Mull ab und fixieren alles mit einem Verband. Der Verband wird täglich mehrmals kontrolliert und mindestens ein Mal gewechselt bis die Entzündung vollkommen abgeklungen und die Wunde verheilt ist. Wenn ein Verband nicht möglich ist, besprüht man die Stelle an den ersten Tagen 5-7 mal. Beobachten Sie das Tier und achten Sie darauf,

das keine Verschmutzung in die Wunde gelangt. Ist die Entzündung zurück gegangen und hat sich die Wunde geschlossen, genügt es, wenn man die Stelle 1-2 mal täglich besprüht. Das machen man dann so lange, bis die Wunde völlig abgeheilt ist.

weitere Hinweise: Abszesse können sich ins Körperinnere eröffnen. Dabei können Erreger in die Blutbahn geraten und eine lebensbedrohliche Blutvergiftung verursachen. Halten Sie ein Abszess unter Beobachtung und lassen Sie es nur (!) von einem Tierarzt eröffnen.

Hautpilz

Ursache: verschiedene → Pilze in Zusammenhang mit einem durch eine Vorerkrankung geschwächtem → Immunsystem
Übertragung: infizierte Umgebung und Zubehör, sehr enger Kontakt zu erkrankten Tieren, Allergene
Symptome: Juckreiz, Haarausfall oft als kreisrunde Stellen mit Hautrötung, schuppige Haut, je nach Pilzart weißlicher Belag, wunde Stellen zwischen den Zehen, oft auch am Maul und/oder um die Augen
Anwendung: Betroffenen Stellen werden mehrmals täglich gründlich besprüht. Zusätzlich wird kolloidales Silber wie unter → Vorbeugend beschrieben als Kur eingeben.
weitere Hinweise: Falls Ihnen keine Vorerkrankung bekannt ist, lassen Sie vom Tierarzt abklären, ob z.B. Diabetes, eine Allergie oder eine Immunschwäche wie Katzen-AIDS o.ä. vorliegt. Stellen Sie außerdem ggf. das Immunsystem schwächende Faktoren wie Stress, Lichtmangel, Frischluftmangel, Platzmangel, Unter- oder Fehlernährung, zu viel Training, Einsamkeit, schlechte Haltungsbedingungen ab. Desinfizieren Sie Ställe bzw. Liegeplätze, Zubehör, Futterbehälter, Spielzeuge, insbesondere alle Textilien und alles aus Holz. Gehen Sie dabei gründlich vor. Reinigen Sie besonders Ecken, Winkel und Ritze. Lassen Sie alles gut austrocknen. Achten Sie auf eine ausgeglichene Luftfeuchtigkeit, gute Belüftung und Belichtung.

3.3. Vögel

Als stammesgeschichtlich älteste Familie unter den Landwirbeltieren stehen hier die Vögel am Anfang. Sie gelten als einzig überlebende Gruppe der Dinosaurier und sind näher mit den Krokodilen verwandt als mit irgendeiner anderen noch lebenden Art. Zusammen mit den Echsen bilden sie die mit über 10.000 Spezies artenreichste Klasse der Landwirbeltiere, die Sauropsiden. Das ist eine der drei großen Klassen, in die alle Landwirbeltiere unterteilt werden: Amphibien, Sauropsiden und Säugetiere. Die wichtigsten äußerlich erkennbaren Merkmale, die alle Vögel haben, sind: Sie haben Flügel anstelle von Armen oder Vorderbeinen, mit denen die meisten Arten fliegen können. Die Flügel müssen aber nicht zwingend zum Fliegen geeignet sein. Ihr Körper ist mit Federn bedeckt. Die meisten Arten pflegen ihre Federn, in dem sie sie mit einem Fett einreiben, das die speziell dafür vorgesehene Bürzeldrüse am oberen Schwanzansatz absondert. Sie haben einen Schnabel ohne Zähne. Sie legen Eier. Ihre Körpertemperatur ist mit durchschnittlich 42°C deutlich höher als die der Säugetiere und ihre Herzen schlagen 3 bis 20 mal so schnell wie das eines Menschen. Einige weitere Gemeinsamkeiten sind nicht äußerlich erkennbar: Ihre Lungen sind anders gebaut und reagieren empfindlicher auf Staub und Luftverschmutzungen. Einige Arten, vor allem die Zugvögel besitzen einen weiteren Sinn, den Magnetsinn. Damit können sie sich an Hand magnetischer Strahlung orientieren. Vögel haben keine Harnblase. Urin, Kot und Eier gelangen durch ein und die selbe Körperöffnung, die sog. Kloake. Keine andere Familie der Landwirbeltiere ist so artenreich. Sie umfasst etwa 10.500 Arten mit nochmals etwa 35.000 Unterarten. In Bezug auf Infektionen und die Anwendung von kolloidalem Silber unterteilen wir die Vögel nur grob in „Vögel" und „Geflügel." „Vögel" sind z.B.: alle Sperlingsartige, darunter die Singvögel, Greife, Eulen, Falken, Sittiche und Papageien, Hopfe, Spechte, Racken und Laufvögel. Wie im Kapitel → Immunsystem genauer erklärt, verfügen die Vögel lediglich über das „angeborene" Immunsystem. Abgesehen von einigen Fresszellen, vorwiegend weiße Blutkörperchen, die eiterbildenden Leukozyten, können sie keine Antikörper bilden. Besonders Virusinfektionen wie Schnupfen oder Grippe können daher deutlich heftigere Symptome auslösen und verheerendere Folgen haben als bei den höher entwickelten Säugetieren. Mit ihren vielen Arten und Besonderheiten sind die Vögel ein Spezialgebiet. Den richtigen Tierarzt für einen Vogel zu finden, ist oft nicht einfach. Als Vogelhalter hat man mit kolloidalem Silber immer schnelle Hilfe im akuten Fall und ein Mittel zur Vorbeugung, Stärkung und Unterstützung des einfach gebauten Immunsystems. Zur Vorbeugung von Pilzinfektionen hat es sich sehr bewährt, Vögeln, die baden gehen, ein bis zwei mal wöchentlich etwas kolloidales Silber zum Badewasser zu geben. Bei akuten Pilzinfektionen kann es täglich zum Badewasser gegeben werden. Wenn es sich der Vogel gefallen lässt, kann man ihn auch mit einer Sprayflasche besprühen. So kann man auch kleinere Verletzungen behandeln. Zur Behandlung innerlicher Infektionen wird das Silber eingegeben. Größeren, zahmen Vögeln gibt man das Silberwasser am besten direkt und unverdünnt mit einer Pipette o.ä. ein. Kleineren Vögeln und Tieren, die sich nicht anfassen lassen, gibt man das Silber mit dem Trinkwasser. Eine Wellensittich-Züchterin berichtete, dass ihre Tiere nach einigen Tagen der Anwendung das mit Silber gemischte Trinkwasser von dem gewöhnlichen unterscheiden konnten und es bevorzugten. So, als sei ihnen bewußt, dass das Silberwasser ihnen hilft.

Gehörgangentzündung

Ursache: Bakterien: Staphylokokken, Streptokokken, Proteus mirabilis; Pilze: Melassizia pachidermatis, Hefepilz; *Ohrmilben*, Verletzungen, Fremdkörper
Symptome: Kopf schief halten, Kratzen, an Gegenständen oder Käfigstäben scheuern, Abgeschlagenheit
Anwendung: Mehrmals täglich je nach Größe des Tiers einige Tropfen kolloidales Silber mit einer Pipette in den Gehörgang ein tropfen, dann abfließen lassen. 5-7 Tage lang, bis die Symptome abklingen. In schweren Fällen kann die Behandlungszeit länger dauern. Geben Sie dann zusätzlich einige Tage 1-2 mal täglich 0,25-1ml/Kg unverdünnt ein. Wenn es nicht möglich ist, dem Tier die Dosis direkt einzugeben, geben Sie das kolloidale Silber im Verhältnis 20-40ml/1L zum Trinkwasser. Halten Sie das Wasser so knapp, das es innerhalb eines Tages verbraucht wird.

Candidiasis, Hefepilzerkrankungen

Ursache: Hefepilze
Übertragung: Hefepilze sind fast überall vorhanden, vor allem auf der Haut und im Darm. Für gesunde Tiere sind sie nicht gefährlich. Bei Tieren, die bereits durch eine andere Erkrankung geschwächt sind, vermehren sich die Hefen manchmal derartig, dass sie zu einer zusätzlichen Krankheit werden. Auch eine ungeeignete Fütterung mit zu viel Zucker oder Hefegehalt kann eine Hefepilzerkrankung begünstigen.
Symptome: befallen wird Darm, Kropf und Rachen, weißer Belag in der Schnabelhöhle, Schluckbeschwerden, Appetitlosigkeit, Durchfall, Erbrechen, Mattigkeit, Abmagerung
Anwendung: Bieten Sie kleineren Vögeln kolloidales Silber 3-5 Tage

lang unverdünnt als Trinkwasser an. Das Wasser täglich erneuern. Dann geben Sie das Silber für zwei bis drei Wochen verdünnt als Trinkwasser im Verhältnis 20 – 40ml/1L. Größeren Vögeln geben Sie 0,25-2ml/Kg 3 mal täglich 3-7 Tage lang, wenn möglich, unverdünnt ein. Dann geben Sie die Dosis ein Mal täglich bis zur Genesung. Ist das unverdünnte Eingeben nicht möglich, etwa weil das Tier zu scheu ist und sich nicht anfassen lässt, können Sie genau so verfahren, wie es für kleine Vögel beschrieben ist.

weitere Hinweise: Achten Sie außerdem auf eine zuckerfrei Ernährung. Viele Knabberstangen z.B. enthalten Zucker. Kein Gebäck, das nicht ausdrücklich für Vögel bestimmt ist, füttern.

Vorbeugung: gute Ernährung, Hygiene halten → Vorbeugend 4-6 Wochen Kur

Erkältung, Schnupfen, Vogelschnupfen

Ursache: Rhino-Viren, Adeno-Viren, mehr als 200 verschiedene Typen
Übertragung: Tröpfcheninfektion
Symptome: Niesen, tränende Augen, Nasen laufen, geschwollene Lider, Aufplustern, verklebte Nasenfedern
Anwendung: Kleineren Vögeln 3 Tage lang kolloidales Silber unverdünnt als Trinkwasser anbieten. Das Wasser täglich erneuern. Dann 14 Tage bis 3 Wochen im Verhältnis 20 - 40ml/1L dem Trinkwasser zugeben.
Größeren Vögeln 3 Tage lang 0,25 - 1ml/Kg 3 mal täglich, wenn möglich, unverdünnt ein geben. Dann die Dosis 1mal täglich geben, bis zur Besserung. Verklebte Augen und Nasenlöcher können Sie mit einem getränkten Tuch einweichen lassen. In tränende Augen und schniefende Nasen können Sie mittels einer Pipette einige Tropfen einträufeln.
weitere Hinweise: Kranke Tiere aus Gruppen isolieren, warm und Zugluft frei halten, ausreichend Flüssigkeit zur Verfügung stellen, vorsorglich gesamten Bestand behandeln.
Vorbeugung: gute Ernährung, Zugluft, Kälte und Nässe vermeiden. Bei erhöhter Infektionsgefahr geben Sie vier Wochen lang 1mal wöchentlich 20-40ml/1L zum Trinkwasser. Ebenso vorbeugend können Sie symptomlose Tiere behandeln, die Kontakt zu erkrankten hatten.

Aspergillose, Schimmelpilzvergiftung

Ursache: Schimmelpilze
Übertragung: durch einatmen der Sporen
Symptome: Durchfall, Atemgeräusche, Atemstörungen, Atemnot, Gähnen, Kropfentzündung, Schnupfen, Mattigkeit, Fressunlust, Stimmveränderungen

Anwendung: 3 bis14 Tage lang kolloidales Silber im Verhältnis 20-40ml/1L dem Trinkwasser zugeben. Zusätzlich den ganzen Vogel 1-2 mal täglich besprühen. Lässt sich der Vogel das nicht gern gefallen, kann man kolloidales Silber auch im gleichen Verhältnis dem Badewasser zugeben.

weitere Hinweise: Desinfizieren Sie zusätzlich den gesamten Käfig/die Voliere und alles Zubehör. Achten Sie streng auf Hygiene. Sorgen Sie für viel Ruhe, ausreichend Luftfeuchtigkeit und erhöhen Sie den Vitamin A Anteil im Futter.

Vorbeugung: Zur Vorbeugung vor Schimmelbildung sprühen Sie Tiere, Umgebung und Zubehör 1 mal wöchentlich gründlich mit kolloidalem Silber ein. Achten Sie außerdem auf gesunde vitaminreiche Ernährung, ausreichende, nicht zu trockene aber auch nicht zu feuchte Luft. Käfige, Sitzstangen und Zubehör sollten Sie sauber und trocken halten und regelmäßig desinfizieren.

Escherichia Coli, E. Coli

Ursache: Escherichia Coli-Bakterien einige Stämme anzeigepflichtig!
Übertragung: Kot, Einatmung, orale Aufnahme, Trinkwasser, mit Kot verunreinigtes Futter oder Wasser, Pfützen, Tümpel, stehendes Wasser in Gefäßen u.ä.
Symptome: starker Durchfall, Magenkrämpfe, Darmkrämpfe, Schüttelfrost, Erbrechen
Anwendung: Kleinen Vögeln kolloidales Silber 3-5 Tage lang unverdünnt als Trinkwasser anbieten. Dann 5-14 Tage lang 20-40ml/1L zum Trinkwasser geben. Größeren Vögeln 3-7 Tage lang 0,25-1ml/Kg 3 mal täglich unverdünnt eingeben, dann die Dosis 1 mal täglich, bis zur Besserung.
weitere Hinweise: Kranke Tiere aus Gruppen isolieren, desinfizieren Sie außerdem Umgebung und Zubehör gründlich.
Vorbeugung: → Vorbeugend 4-6 Wochen Kur, außerdem strenge Hygiene halten, täglich frisches Trinkwasser, täglich Kot entfernen. Bei Vollierenhaltung unterbinden Sie so weit wie möglich den Kontakt der Tiere zu Wildvögeln und anderen Wildtieren.

Salmonellose

Ursache: Salmonella, Bakterien anzeigepflichtig!
Übertragung: Trinkwasser, Kot infizierter Tiere, mit Kot verunreinigtes Futter, Eier
Symptome: Erbrechen, Durchfall, Darmentzündung, Geschwülste an Beinen, Flügeln und Organen, Schmerzen, Apathie, erschwerte Atmung, Lähmungen, Gleichgewichtsstörungen

Anwendung: Bei Verdacht sofort zum Tierarzt! Therapiebegleitend und zur Nachsorge geben Sie kleinen Vögeln 7-14 Tage lang 20-40ml/1L zum Trinkwasser, größeren Vögeln geben Sie 7-14 Tage lang 0,25-2ml/Kg 3 mal täglich, wenn möglich, unverdünnt ein, sonst zum Trinkwasser. Dann die Dosis 1 mal täglich, bis zur Besserung.

weitere Hinweise: Kranke Tiere unbedingt aus Gruppen isolieren. Desinfizieren Sie außerdem die gesamte Umgebung und alles Zubehör. Der Erreger bleibt möglicherweise in dem Bestand vorhanden und stellt ein potenzielles Risiko für die menschliche Gesundheit dar.

Vorbeugung: → Vorbeugend 4-6 Wochen Kur. Kaufen Sie keine Tiere aus infizierten Beständen. Neuzugänge zunächst getrennt halten. Auf Hygiene achten, täglich frisches Trinkwasser, Trinkwasserbehälter und Futternäpfe, Umgebung und Zubehör regelmäßig desinfizieren. Keine ungekochten Eier füttern.

Kropfentzündung

Ursache: Bakterien, Hefepilze, Schimmelpilze
Übertragung: gegenseitiges Füttern
Symptome: Niesen, Husten, Schnupfen, Kopfschütteln, verklebtes Gefieder, Erbrechen unverdauter Körner, die mit Schleim vermengt sind
Anwendung: Kleinen Vögeln bis zur Besserung täglich 20-40ml/1L zum Trinkwasser geben, größeren Vögeln 3 mal täglich 0,25-1ml/Kg, wenn möglich, unverdünnt eingeben, sonst zum Trinkwasser. Bis sich die Symptome deutlich bessern, dann die Dosis 1 mal täglich, bis zum völligen Abklingen der Symptome.

weitere Hinweise: Kranke Tiere aus Gruppen isolieren, Umgebung und Zubehör desinfizieren.

Vorbeugung: → Vorbeugend 4-6 Wochen Kur. → Trinkwasser desinfizieren.

Neurogene Drüsenmagenerweiterung

Ursache: nicht genau bekannt, wahrscheinlich Viren
vorwiegend betroffen: Aras, Amazonen, Graupapageien, Kakadus
Symptome: Apathie, Erbrechen, ganze unverdaute Körner im Kot, Abmagerung, Muskelschwund, Kropferweiterung, Durchfall
Anwendung: Kolloidales Silber, wenn möglich unverdünnt, als 4-6 wöchige Kur geben. Beginnend in der ersten Woche mit einer höheren Dosierung von 3-4 mal täglich 0,25-1ml/Kg, ggf. auch bis zu 2ml/Kg. Dann die Dosis weitere 3-5 Wochen 1-2 mal täglich geben. Wenn die Behandlung Wirkung zeigt, die Kur nach einer Pause von etwa 4 Wochen wiederholen.

weitere Hinweise: Eine wirksame Behandlung ist für diese Krankheit

bisher noch nicht bekannt. Gehen Sie dennoch unbedingt zum Tierarzt. Kolloidales Silber wird hier zur Stärkung des Immunsystems und zur Vermeidung von Sekundärinfektionen parallel zu anderen Therapien gegeben. Kranke Tiere aus Gruppen isolieren und warm halten, desinfizieren Sie außerdem Umgebung und Zubehör gründlich.
Vorbeugung: → Vorbeugend 4-6 Wochen Kur. → Trinkwasser desinfizieren, Neuzugänge zunächst in Quarantäne halten.

Dreherkrankheit

Ursache: vermutlich Paramyxo-Virus
Übertragung: vermutlich über Kot, Trinkwasser, gegenseitiges Füttern
Symptome: Kopf verdrehen, Krämpfe, sich im Kreis drehen
Anwendung: Eine wirksame Behandlung ist für diese Krankheit bisher noch nicht bekannt. Gehen Sie dennoch unbedingt zum Tierarzt. Kolloidales Silber wird hier zur Stärkung des Immunsystems und zur Vermeidung von Sekundärinfektionen parallel zu anderen Therapien gegeben. Kolloidales Silber, wenn möglich unverdünnt, als 4-6 wöchige Kur geben. Beginnend in der ersten Woche mit einer höheren Dosierung von 3-4 mal täglich 0,25-1ml/Kg, ggf. auch bis zu 2ml/Kg. Dann die Dosis weitere 3-5 Wochen 1-2 mal täglich geben. Wenn die Behandlung Wirkung zeigt, die Kur nach einer Pause von etwa 4 Wochen wiederholen.
weitere Hinweise: Kranke Tiere aus Gruppen isolieren und warm halten.Umgebung und Zubehör desinfizieren.
Vorbeugung: → Vorbeugend 4-6 Wochen Kur. → Trinkwasser desinfizieren, Neuzugänge zunächst in Quarantäne halten.

Ansteckender Schnupfen

Ursache: a) Mycoplasmose b) Haemophilus bedingt anzeigepflichtig!
Übertragung: Tröpfcheninfektion
Symptome: a) schleimig eitriger Nasenausfluss, Entzündungen im Rachen, Atemgeräusche, Flugunlust; b) neben Nasenausfluss stark geschwollene Augenlider bis hin zur Kopfentstellung
Anwendung: Kleineren Vögeln 3 Tage lang kolloidales Silber unverdünnt als Trinkwasser anbieten. Das Wasser täglich erneuern. Dann 14 Tage bis drei Wochen im Verhältnis 20 – 40ml/1L dem Trinkwasser zugeben. Größeren Vögeln 3 Tage lang 0,25 - 1ml/Kg 3 mal täglich, wenn möglich, unverdünnt eingeben. Dann die Dosis 1 mal täglich bis zur Besserung geben. Verklebte Augen und Nasenlöcher mit einem gut getränkten Tuch einweichen lassen. Tränende Augen und schniefende Nasen mittels einer Pipette einige Tropfen einträufeln.
weitere Hinweise: Kranke Tiere aus Gruppen isolieren bzw. kranke und

symptomlose trennen. Warm und Zugluft frei halten. Ausreichend Flüssigkeit zur Verfügung stellen. Vorsorglich gesamten Bestand behandeln, auch die Tiere, die bisher keine Symptome zeigen. Umgebung und Zubehör desinfizieren.

Vorbeugung: Bei erhöhter Infektionsgefahr geben Sie vier Wochen lang 1 mal wöchentlich 20-40ml/1L zum Trinkwasser. Ebenso vorbeugend können Sie symptomlose Tiere behandeln, die Kontakt zu erkrankten hatten.

Trichomonaden, Kropfseuche, gelber Knopf

Ursache: Trichomonaden, einzellige Geißeltierchen
Übertragung: über Füttern der Jungtiere durch die Alttiere oder durch den noch nicht geschlossenen Nabel bei Jungtieren
Symptome: erbsengroße Wucherungen und gelber Belag im Rachen, die die Atmung sowie die Futter- und Wasseraufnahme behindern, entzündeter Nabel
Anwendung: Im akuten Fall bis zur Besserung 20-40ml/1L zum täglichen Trinkwasser oder 3 mal täglich 0,25-1ml/1Kg unverdünnt eingeben. Zusätzlich den entzündeten Nabel 2-3 mal täglich gründlich besprühen oder 20-40ml/1L dem Badewasser zu geben.
weitere Hinweise: Schließen Sie infizierte Tiere von der Zucht aus. Achten Sie während des Schlupfs besonders auf Hygiene.
Vorbeugung: Geben Sie vorbeugend 4-6 Wochen vor Zuchtbeginn 3-4 mal wöchentlich 20-40ml/1L zum Trinkwasser oder, bei einem einzelnen Tier, 1-2 mal wöchentlich 0,25-1ml/1Kg unverdünnt ein. Wiederholen Sie die Behandlung während der Zucht. Isolieren Sie infizierte Tiere. Gelber Knopf ist sehr ansteckend. Zusätzlich → Trinkwasser desinfizieren.

Kokzidiose

Ursache: Kokzidien, einzellige Darmparasiten
Übertragung: Kot, feuchte Böden im Gehege, moderiges Wasser z.B. aus Pfützen oder Regenrinnen
Symptome: Erreger tragende Alttiere sind meistens symptomlos, bei Jungtieren wässeriger schleimiger evtl. auch blutiger Kot, Teilnahmslosigkeit, Müdigkeit, Flügel hängen lassen
Anwendung: 20-40ml/1L zum täglichen Trinkwasser oder 3 mal täglich 0,25-1ml/1Kg unverdünnt eingeben, bis zur Besserung.
weitere Hinweise: Behandeln Sie im akuten Fall unbedingt den gesamten Bestand und desinfizieren Sie alle Käfige, Volieren und sämtliches Zubehör. Was nicht zu desinfizieren ist, entsorgen Sie im Restmüll.
Vorbeugung: Geben Sie 20-40ml/1L kolloidales Silber 1 mal

wöchentlich zum Trinkwasser. Achten Sie auf Hygiene, täglich frisches Trinkwasser, desinfizieren Sie Trinkwasserbehälter und Futternäpfe, Umgebung und Zubehör regelmäßig. Küken impfen.

Nierenentzündung

Ursache: meist Ernährungsfehler (zu viel Salz, Eiweiß und/oder Fett), zu wenig Wasser trinken, kalte feuchte Wände oder auch Zugluft im Zusammenhang mit Kälte und Nässe
Symptome: Absetzen sehr nasser Kothäufchen über mehr als einen Tag, verklebtes Gefieder rund um die Kloake, gelegentlich auch ein Bein unnatürlich nach hinten verdrehten
Anwendung: Gehen Sie bei Verdacht unbedingt zum Tierarzt. Bei einer Nierenentzündung sollten Sie kolloidales Silber nicht verwenden.
weitere Hinweise: Nicht ansteckend, kranke Tiere aus Gruppen dennoch isolieren. Warm und Zugluft frei, am besten unter Rotlicht halten, ausreichend Flüssigkeit zur Verfügung stellen.
Vorbeugung: → Vorbeugend 4-6 Wochen Kur zur Stärkung des Immunsystems. Außerdem → Ursachen vermeiden.

Französische Mauser, Rennerkrankheit

Ursache: Polyoma-Virus
Übertragung: gegenseitiges Füttern, einatmen von Federstaub, Kot
besonders gefährdet: Nestlinge der Wellensittiche, Nymphensittichen, Agaporniden (Unzertrennliche), Keilschwanzsittiche (Aratinga), Halsbandsittiche und einige Papageienarten.
Symptome: bleibt bei infizierten erwachsenen Tieren oft symptomlos, kann aber durch diese übertragen werden, Tod ohne Vorzeichen möglich, Glieder- und Kopfzittern, Bewegungsunfähigkeit, Appetitlosigkeit, Durchfall, Würgen, Blutungen an Haut und Federkielen
Anwendung: Gehen Sie bei Verdacht unbedingt zum Tierarzt. Ggf. parallel zur tierärztlichen Therapie 20-40ml/1L zum täglichen Trinkwasser oder 3 mal täglich 0,25-1ml/1Kg unverdünnt eingeben. Zusätzlich den ganzen Vogel 2-3 mal täglich besprühen oder 20-40ml/1L dem Badewasser zugeben. Infizierten symptomlosen Tieren Silberwasser zu Stärkung des Immunsystems 2-4 mal im Jahr als je 4-6 wöchige Kur geben.
weitere Hinweise: Kranke Tiere aus Gruppen unbedingt isolieren. Die Krankheit ist sehr ansteckend und bisher nicht heilbar. Es gibt es bislang auch keine Behandlungsmöglichkeit. Eine überstandene Polyoma Infektion zieht meist eine lebenslange Beeinträchtigung des Tiers mit sich. Bei leichteren Krankheitsverläufen kann die Erkrankung jedoch auch selbstständig ausheilen.

Vorbeugung: → Vorbeugend 4-6 Wochen Kur. → Trinkwasser desinfizieren. Strenge Hygiene halten, besonders während der Brut und der Aufzucht. Neuzugänge zunächst einzeln halten. Wellensittiche nicht zusammen mit anderen Sittichen und Papageien halten. Impfung bisher nicht möglich.

3.4. Geflügel

Das Wort „Geflügel" ist im Grunde nicht näher definiert. Im Allgemeinen werden damit bestimmte Vögel bezeichnet, die der Mensch als „Nutztiere" hält. Zu den Geflügelarten zählen z.B.: Enten, Gänse, Hühner, Puten, Tauben und Wachteln. Geflügel ist selten so zahm, dass es sich anfassen und festhalten lässt. Bei innerlichen Infektionen ist kolloidales Silber über das Trinkwasser gegeben hier sehr praktisch. Wenn die zu behandelnde Gruppe Tiere sehr groß ist und es sich und eher scheue Tiere handelt, muss nicht jedes Tier einzeln behandelt werden. Außerdem kann der ganzen Bestand behandelt werden, ohne kranke und gesunde Tiere trennen zu müssen. Vorausgesetzt, das Trennen ist nicht aus Ansteckungsgründen zwingend erforderlich. Behandeln Sie in dem Fall die Gruppe mit den symptomlosen Tieren ebenfalls. Kolloidales Silber kann auch von gesunden Tieren bedenkenlos aufgenommen werden. Die folgenden Anwendungs-Vorschläge für Geflügel beziehen sich ausschließlich auf Tiere, die privat gehalten werden. Die kommerzielle Geflügelhaltung zur Erzeugung von Lebensmitteln ist vom Gesetzgeber streng reguliert. Gesetze und Verordnungen regeln routinemäßige Hygienemaßnahmen, Medikamenteneinsatz und die Vorgehensweise bei akuten Ausbrüchen ansteckender Krankheiten. Arzneimittel dürfen nur nach Vorschrift und nach Absprache mit dem Tierarzt verwendet werden.

Ballenentzündung, Fußballenabszesse

Ursache: zu lange Krallen, nasser und/oder ungeeigneter Untergrund, Übergewicht
Symptome: starke Veränderungen an den Fußballen, Bewegungsunlust, Schonhaltung des betroffenen Fußes
Anwendung: Betroffene Stellen mehrmals täglich gründlich besprühen oder 1-2 mal täglich Fußbäder von je 5-10 Minuten.
weitere Hinweise: Ursachen unbedingt abstellen.

Erkältung, Schnupfen, Vogelschnupfen

Ursache: Rhino-Viren, Adeno-Viren, mehr als 200 verschiedene Typen
Übertragung: Tröpfcheninfektion
Symptome: Niesen, tränende Augen, Nasen laufen, geschwollene Augenlider, Aufplustern, verklebte Nasenfedern
Anwendung: Kleineren Vögeln 3 Tage lang kolloidales Silber unverdünnt als Trinkwasser anbieten. Das Wasser täglich erneuern. Dann 14 Tage - 3 Wochen im Verhältnis 20 - 40ml/1L dem Trinkwasser zugeben. Größeren Vögeln 3 Tage lang 0,25 - 1ml/Kg3 mal täglich,

wenn möglich, unverdünnt ein geben. Dann die Dosis 1 mal täglich geben, bis zur Besserung. Verklebte Augen und Nasenlöcher können Sie mit einem getränkten Tuch einweichen lassen. In tränende Augen und schniefende Nasen können Sie mittels einer Pipette einige Tropfen einträufeln.

weitere Hinweise: Kranke Tiere aus Gruppen isolieren, warm und Zugluft frei halten, ausreichend Flüssigkeit zur Verfügung stellen, vorsorglich gesamten Bestand behandeln.

Vorbeugung: gute Ernährung, Zugluft, Kälte und Nässe vermeiden, erkrankte Tiere isolieren. Bei erhöhter Infektionsgefahr geben Sie vier Wochen lang 1 mal wöchentlich 20-40ml/1L zum Trinkwasser. Ebenso vorbeugend können Sie symptomlose Tiere behandeln, die Kontakt zu erkrankten hatten oder Tiere mit Vorerkrankung.

Ansteckender Schnupfen

Ursache: a) Mycoplasmose; b) Haemophilus bedingt anzeigepflichtig!
Übertragung: Tröpfcheninfektion
Symptome: a) schleimig eitriger Nasenausfluss, Entzündungen im Rachen, Atemgeräusche, Flug- und Bewegungsunlust; b) neben Nasenausfluss stark geschwollene Augenlider bis hin zur Kopfentstellung
Anwendung: Kleineren Vögeln 3 Tage lang kolloidales Silber unverdünnt als Trinkwasser anbieten. Das Wasser täglich erneuern. Dann 14 Tage bis drei Wochen im Verhältnis 20 - 40ml/1L dem Trinkwasser zugeben. Größeren Vögeln 3 Tage lang 0,25 - 1ml/Kg 3 mal täglich, wenn möglich, unverdünnt eingeben. Dann die Dosis 1 mal täglich bis zur Besserung geben. Verklebte Augen und Nasenlöcher mit einem gut getränkten Tuch einweichen lassen. Tränende Augen und schniefende Nasen mittels einer Pipette einige Tropfen einträufeln.
weitere Hinweise: Kranke Tiere aus Gruppen isolieren bzw. kranke und symptomlose trennen. Warm und Zugluft frei halten. Ausreichend Flüssigkeit zur Verfügung stellen. Vorsorglich gesamten Bestand behandeln, auch die Tiere, die bisher keine Symptome zeigen. Umgebung und Zubehör desinfizieren.
Vorbeugung: Bei erhöhter Infektionsgefahr geben Sie vier Wochen lang 1 mal wöchentlich 20-40ml/1L zum Trinkwasser. Ebenso vorbeugend können Sie symptomlose Tiere behandeln, die Kontakt zu erkrankten hatten.

Chronische Atemwegserkrankung, Sinusitis

Ursache: Mycoplasma gallisepticum, Bakterien
Übertragung: Kontakt zu infizierten Tieren, infizierte Bruteier, evtl. durch

Wildvögel als Zwischenwirte. Auslösende Faktoren: Stress durch Transport, Umstallung, Mangelernährung

Symptome: Schnupfen, Augen- und Nasenausfluss, kurzes Niesen bei geschlossenem Schnabel, Kopf anschwellen, klarer Ausfluss, der einen Film vom Nasenloch bis zur Schnabelspitze bildet

Anwendung: Unbedingt zum Tierarzt. Kolloidales Silber wird hier zur Stärkung des Immunsystems und zur Vermeidung von Sekundärinfektionen parallel zu anderen Therapien gegeben. Kolloidales Silber, wenn möglich unverdünnt, als 4-6 wöchige Kur geben. Beginnend in der ersten Woche mit einer höheren Dosierung von 3-4 mal täglich 0,25-1ml/Kg, ggf. auch bis zu 2ml/Kg. Dann die Dosis weitere 3-5 Wochen 1-2 mal täglich geben. Wenn die Behandlung Wirkung zeigt, die Kur nach einer Pause von etwa 4 Wochen wiederholen.

Vorbeugung: auf Hygiene achten, täglich frisches Trinkwasser, Trinkwasserbehälter und Futternäpfe regelmäßig desinfizieren, Umgebung und Zubehör regelmäßig desinfizieren. Infizierte Tiere aus Gruppen isolieren und von der Zucht ausschließen.

Salmonellose

Ursache: Salmonella, Bakterien, anzeigepflichtig!
Übertragung: Trinkwasser, mit Kot verunreinigtes Futter, Kot infizierter Tiere, Eier
Symptome: Erbrechen, Durchfall, Darmentzündung, Geschwülste an Beinen, Flügeln und Organen, Schmerzen, Apathie, erschwerte Atmung, Lähmungen, Gleichgewichtsstörungen
Anwendung: Bei Verdacht sofort zum Tierarzt! Therapiebegleitend und zur Nachsorge geben Sie kleinen Vögeln 7-14 Tage lang 20-40ml/1L zum Trinkwasser, größeren Vögeln geben Sie 7-14 Tage lang 0,25-1ml/Kg 3 mal täglich, wenn möglich, unverdünnt ein, sonst zum Trinkwasser. Dann die Dosis 1 mal täglich, bis zur Besserung.
weitere Hinweise: Kranke Tiere unbedingt aus Gruppen isolieren. Desinfizieren Sie außerdem die gesamte Umgebung und alles Zubehör. Der Erreger bleibt möglicherweise in dem Bestand vorhanden und stellt ein potenzielles Risiko für die menschliche Gesundheit dar.
Vorbeugung: Kaufen Sie keine Tiere aus infizierten Beständen. Neuzugänge zunächst getrennt halten. Auf Hygiene achten, täglich frisches Trinkwasser, Trinkwasserbehälter, Futternäpfe, Umgebung und Zubehör regelmäßig desinfizieren. → Vorbeugend 4-6 Wochen Kur.

Escherichia Coli

Ursache: Escherichia Coli, Bakterien einige Stämme anzeigepflichtig!

Übertragung: Kot, Einatmung, orale Aufnahme, Trinkwasser, mit Kot verunreinigtes Futter oder Wasser, Pfützen, Tümpel, stehendes Wasser in Gefäßen u.ä.

Symptome: starker Durchfall, Magenkrämpfe, Darmkrämpfe, Schüttelfrost, Erbrechen

Anwendung: Kleinen Vögeln kolloidales Silber 3-5 Tage lang unverdünnt als Trinkwasser anbieten. Dann 5-14 Tage lang 20-40ml/1L zum Trinkwasser geben. Größeren Vögeln 3-7 Tage lang 0,25-1ml/Kg 3 mal täglich unverdünnt eingeben, dann die Dosis 1 mal täglich, bis zur Besserung.

weitere Hinweise: Kranke Tiere aus Gruppen isolieren, desinfizieren Sie außerdem Umgebung und Zubehör gründlich.

Vorbeugung: → Vorbeugend 4-6 Wochen Kur, außerdem strenge Hygiene halten, täglich frisches Trinkwasser, täglich Kot entfernen. Bei Vollierenhaltung unterbinden Sie so weit wie möglich den Kontakt der Tiere zu Wildvögeln und anderen Wildtieren.

Staphylokokken

Ursache: Staphyllokokkus aureus, Bakterien

Übertragung: Staphyllokokken sind ständig vorhanden, können bei geeignetem Nährboden, geschwächtem Immunsystem oder in offenen Wunden überhand nehmen

Symptome: besiedeln Haut, Schleimhäute und offene Wunden und führen dort zu eitrigen Entzündungen

Anwendung: 20-40ml/1L zum täglichen Trinkwasser oder 3 mal täglich 0,25-1ml/1Kg unverdünnt eingeben bis zur Besserung. Zusätzlich betroffene Bereiche 2-3 mal täglich gründlich besprühen oder 20-40ml/1L dem Badewasser zu geben.

Vorbeugung: Allgemeine Hygiene halten. Frische Wunden schnellst möglich und bis zum Abheilen täglich desinfizieren. → Vorbeugend 4-6 Wochen Kur.

Taubenpocken

Ursache: Taubenpocken-Virus

Übertragung: durch kleine Verletzungen

Symptome: man unterscheidet zwei Formen: a) krustige Wucherungen im Augen- und Schnabelbereich und an den Beinen; b) Belag in Kropf und Rachen

Anwendung: 20-40ml/1L zum täglichen Trinkwasser oder 3 mal täglich 0,25-1ml/1Kg unverdünnt bis eingeben zur Besserung. Zusätzlich Wucherungen an Augen, Schnabel und Beinen 2-3 mal täglich gründlich besprühen oder 20-40ml/1L dem Badewasser zu geben.

Vorbeugung: → Vorbeugend 4-6 Wochen Kur. → Trinkwasser desinfizieren. Auch kleinste Verletzungen desinfizieren und beobachten.

Campylobacter jejuni

Ursache: Campylobakter jejuni, Bakterien, anzeigepflichtig!
Übertragung: Trinkwasser, Futter, Kontakt mit infizierten Tieren, erkrankte Tiere scheiden bis zu vier Wochen nach der Erkrankung Erreger mit dem Kot aus und bleiben solange Überträger
Symptome: kolikartige Bauchschmerzen, wässeriger Durchfall z.T. mit Schleim und/oder Blut, Fieber, gelegentlich Erbrechen
Anwendung: Behandlung nach tierärztlicher Anweisung. Ggf. parallel zur tierärztlichen Therapie 20-40ml/1L zum täglichen Trinkwasser oder 3 mal täglich 0,25-1ml/1Kg unverdünnt eingeben.
Vorbeugung: → Vorbeugend 4-6 Wochen Kur. → Trinkwasser desinfizieren. Auf Hygiene achten.

Botulismus, Limberneck

Ursache: Clostridium botulinum, Bakterien anzeigepflichtig!
Übertragung: Tierkadaver in Futter, Wasser oder Silage, Ratten und Mäuse, mit Geflügelkot gedüngte Weiden, stehendes moderndes Wasser wie Pfützen und Tümpel, Insektenlarven,
Symptome: Beinschwäche, Lähmungen der gesamten Muskulatur einschließlich der Atemmuskulatur
Anwendung: Keine Therapie bekannt. Behandlung auf tierärztliche Anweisung. Ggf. parallel zur tierärztlichen Therapie 20-40ml/1L zum täglichen Trinkwasser oder 3 mal täglich 0,25-2ml/1Kg unverdünnt eingeben.
Vorbeugung: Übertragungswege unterbinden. Futtervorräte, Trinkwasser und Ställe regelmäßig auf Tierkadaver und Nager Befall kontrollieren. Allgemeine Hygiene halten.

Ulzerative Darmentzündung

Ursache: Clostridium colinum, Bakterien
Übertragung: Parasiten, Futter, unhygienische Haltung
Symptome: Futterverweigerung, Durchfall, betrifft meist Küken von fünf bis zehn Wochen
Anwendung: Bei Verdacht sofort zum Tierarzt! Ggf. parallel zur tierärztlichen Therapie 20-40ml/1L zum täglichen Trinkwasser oder 3 mal täglich 0,25-2ml/1Kg unverdünnt eingeben.
Vorbeugung: Allgemeine Hygiene halten. Parasiten bekämpfen, zu enge Haltung vermeiden.

Nekrotisierende Darmentzündung

Ursache: Clostridium perfringens, Bakterien
Übertragung: Parasiten, Futter, unhygienische Haltung
Symptome: verminderte bis gar keine Futteraufnahme, Durchfall, betrifft Hühner im Alter von 7 bis 35 Tagen
Anwendung: Bei Verdacht sofort zum Tierarzt! Ggf. parallel zur tierärztlichen Therapie 20-40ml/1L zum täglichen Trinkwasser oder 3 mal täglich 0,25-2ml/1Kg unverdünnt eingeben.
Vorbeugung: allgemeine Hygiene halten, Parasiten bekämpfen

Sinusitis bei Puten

Ursache: Mycoplasma meleagridis, Bakterien
Übertragung: Kontakt zu erkrankten Tieren, Bruteier, Zwischenträger
Symptome: Entzündung der Unteraugenhöhlen, Eulenkopfbildung
Anwendung: siehe → chronische Atemwegserkrankung

Mareksche Krankheit

Ursache: Hühnerherpes-Virus, Putenherpes-Virus
Übertragung: Ausscheidung über Haut, Federn, Speichel und Nasensekret, bleibt über ein Jahr lang im Stallstaub erhalten, Küken unter 14 Tagen infizieren sich durch einatmen
Symptome: a) chronische Form: betrifft Tiere von drei bis fünf Monaten, Lähmungen durch Veränderungen an den Nerven, Beinschwäche, Taumeln, Spagat-Gang, Veränderungen an den Zehen, schlaffes Herunterhängen eines Flügels, manchmal auch Erblinden; b) akute Form: betrifft Tiere von acht Wochen bis drei Monaten, Tumore in Darm, Leber und Keimdrüsen, Hautveränderungen, erhöhte Anfälligkeit für andere Krankheiten durch Schwächung des Immunsystems
Anwendung: Bei Verdacht sofort zum Tierarzt! Ggf. parallel zur tierärztlichen Therapie 20-40ml/1L zum täglichen Trinkwasser oder 3 mal täglich 0,25-2ml/1Kg unverdünnt eingeben.
Vorbeugung: Impfung der Eintagsküken, strenge Hygiene, genetische Selektion vererbter Resistenz

Ansteckende Gelenkentzündung der Hühner

Ursache: Mycoplasma synoviae, Bakterien; vorwiegend betroffen: Hühner und Puten
Übertragung: Kontakt zu infizierten Tieren, Bruteier, Zwischenwirte
Symptome: Abgeschlagenheit, blasse Kämme, Humpeln, Anschwellen der Gelenke
Anwendung: Bei Verdacht sofort zum Tierarzt! Ggf. parallel zur

tierärztlichen Therapie 20-40ml/1L zum täglichen Trinkwasser oder 3 mal täglich 0,25-1ml/1Kg unverdünnt eingeben.
Vorbeugung: Impfung. Strenge Hygiene, infizierte Tiere aus Gruppen isolieren und von der Zucht ausschließen

Ornithose

Ursache: Chlamydien, Bakterien, anzeigepflichtig!
Übertragung: Kopfschleimhäute, Einatmung, begünstigt durch schlechte Ernährung, zu enge Haltung, Klimaänderungen, Transport
Symptome: Abgeschlagenheit, Schläfrigkeit, Appetitlosigkeit, Schnupfen, Augenlidentzündung
Anwendung: Behandlung nur durch den Tierarzt erlaubt! Ggf. parallel zur tierärztlichen Therapie 20-40ml/1L zum täglichen Trinkwasser oder 3 mal täglich 0,25-2ml/1Kg unverdünnt eingeben.
Vorbeugung: Strenge Hygiene halten, infizierte Tiere aus Gruppen isolieren und von der Zucht ausschließen. Neuzugänge zunächst einzeln halten.

Entenpest

Ursache: Herpes-Viren
Übertragung: Kontakt zu infizierten Tieren, Verbreitung durch Wildenten
Symptome: betrifft Enten, Gänse, Schwäne. Futterverweigerung, Mattigkeit, Aufplustern, Durchfall, Schwellung und Rötung der Kopfschleimhaut, Tränenfluss, Atemnot, Blauverfärbung des Schnabels
Anwendung: Bei Verdacht sofort zum Tierarzt! Ggf. parallel zur tierärztlichen Therapie 20-40ml/1L zum täglichen Trinkwasser oder 3 mal täglich 0,25-1ml/1Kg unverdünnt eingeben.
Vorbeugung: Impfung. Strenge Hygiene halten.

Entenhepatitis

Ursache: Hepatitis-Viren anzeigepflichtig!
Übertragung: Eier, Kot, Tröpfcheninfektion, Futter, Einatmung
Symptome: betrifft Küken bis zur fünften Woche, plötzlicher Tod, Krankheit dauert meist weniger als einen Tag, keine Futteraufnahme, Mattigkeit, Schläfrigkeit, auf der Seite liegen, unkoordinierte Bewegungen von Kopf und Beinen, kurz vor dem Tod werden Kopf und Hals zum Rücken gebogen und die Beine nach hinten gestreckt
Anwendung: Bei Verdacht sofort zum Tierarzt! Ggf. parallel zur tierärztlichen Therapie 20-40ml/1L zum täglichen Trinkwasser oder 3 mal täglich 0,25-2ml/1Kg unverdünnt eingeben.
Vorbeugung: Impfung

Kokzidiose, Rote Ruhr

Ursache: Kokzidien, einzellige Darmparasiten
Übertragung: Kot, feuchte Böden im Gehege, moderiges Wasser z.B. aus Pfützen oder Regenrinnen
Symptome: Erreger tragende Alttiere sind meistens symptomlos, bei Jungtieren wässeriger dünnflüssiger, schleimiger evtl. auch blutiger Kot, Müdigkeit, viel sitzen, Flügel hängen lassen
Anwendung: 20-40ml/1L zum täglichen Trinkwasser oder 3 mal täglich 0,25-1ml/1Kg unverdünnt eingeben, bis zur Besserung.
weitere Hinweise: Behandeln Sie im akuten Fall unbedingt den gesamten Bestand und desinfizieren Sie alle Käfige, Vollieren und sämtliches Zubehör. Was nicht zu desinfizieren ist, entsorgen Sie im Restmüll.
Vorbeugung: Küken impfen. 20-40ml/1L kolloidales Silber 1 mal wöchentlich zum Trinkwasser geben. Altersgruppen streng trennen. Achten Sie auf Hygiene, täglich frisches Trinkwasser, regelmäßig Umgebung und Zubehör desinfizieren

Ansteckende Kehlkopf-Luftröhrenentzündung

Ursache: Laryngotracheitis-Virus
Übertragung: Kontakt zu infizierten Tieren, genesene Tiere bleiben bis zu 16 Monaten Ausscheider und damit Überträger
Symptome: betrifft Hühner und Fasane; Augen- und Nasenausfluss, Heiserkeit, Husten, Kopfschütteln, blutiger Schleim aus dem Schnabel, Atemnot bis hin zum Ersticken, Fieber
Anwendung: Bei Verdacht sofort zum Tierarzt! Ggf. parallel zur tierärztlichen Therapie 20-40ml/1L zum täglichen Trinkwasser oder 3 mal täglich 0,25-1ml/1Kg unverdünnt eingeben.
Vorbeugung: Impfung. Erkrankte Tiere aus dem Bestand nehmen, Stall und Zubehör gründlich desinfizieren und mindestens zwei Monate nicht neu besetzen

Geflügelpocken, Vogelpocken

Ursache: verschiedene Pocken-Viren
Übertragung: Kontakt zu infizierten Tieren, Zwischenwirte, Insekten
Symptome: betrifft Hühner, Puten, Tauben, Kanarien, Wachteln und Papageien; Hautform: warzenartige erbsengroße Knoten an schwach oder unbefiederten Hautstellen (Kamm, Kehllappen, Wachshaut, Schnabelwinkel, Augenumgebung, Kloakenbereich, Beine), Krustenbildung; Schleimhautform (Diphtherie): Rötungen und Schwellungen an Rachen-, Schnabel- und Luftröhrenschleimhaut, die zu festsitzendem gelblichen Belag werden, Mattigkeit, Atemnot, gestörte

Futteraufnahme

Anwendung: 20-40ml/1L zum täglichen Trinkwasser oder 3 mal täglich 0,25-1ml/1Kg unverdünnt bis eingeben zur Besserung. Zusätzlich äußerlich betroffene Stellen 2-3 mal täglich gründlich besprühen oder 20-40ml/1L dem Badewasser zu geben.
Vorbeugung: Impfung. → Vorbeugend 4-6 Wochen Kur. → Trinkwasser desinfizieren. Auch kleinste Verletzungen desinfizieren und beobachten.

Atypische Geflügelpest, Newcastle Disease

Ursache: Viren, anzeigepflichtig!
Übertragung: infizierte Tiere übertragen das Virus über Nasen- und Schnabelausfluss, Kot, Eier, Federn, Körperflüssigkeiten, Rachen- und Augensekret und Atemluft. Auch durch mitgetragenen Stallstaub und Trockenei
Symptome: Fressunlust, Fieber, Teilnahmslosigkeit, Kamm und Kehllappen blau verfärbt, mit gesträubten Gefieder und geschlossenen Augen in dunklen Ecken kauern, Ausfluss aus Augen, Nase und Schnabel, Kopfschütteln, Atemnot, ungewöhnliche Laute abgeben, grünlicher Durchfall, Lähmungen, Rückgang der Legeleistung, dünnschalige bis schalenlose Eier, hohe Sterblichkeit innerhalb der ersten fünf Tage, Todesfälle oft ohne vorher erkennbare Symptome
Anwendung: Keine Behandlung möglich. Bei Verdacht sofort zum Tierarzt! Infizierte Tiere werden sofort getötet. Einrichtung eines Sperrbezirks im Umkreis von 3Km. Stallpflicht für mindestens drei Wochen. Den Anweisungen des Tierarztes ist Folge zu leisten.
Vorbeugung: Impfung

Infektiöse Bronchitis

Ursache: verschiedene Viren
Übertragung: Kontakt zu infizierten Tieren, Einatmung, Tröpfcheninfektion, Zwischenwirte
Symptome: Atemnot, Augen- und Nasenausfluss, rasselnde Atemgeräusche, Husten, Niesen, Mattigkeit, verstärktes Wärmebedürfnis bei Mastgeflügel Wachstumsminderung, bei Legehennen verformte dünnschalige Eier
Anwendung: Bei Verdacht sofort zum Tierarzt! Ggf. parallel zur tierärztlichen Therapie 20-40ml/1L zum täglichen Trinkwasser oder 3 mal täglich 0,25-2ml/1Kg unverdünnt eingeben.
Vorbeugung: Impfung nicht immer erfolgreich, auf Hygiene achten, Neuzugänge nur aus gesunden Beständen und zuerst isoliert halten. Küken verschiedener Altersgruppen getrennt halten

Ansteckende Gehirn-Rückenmarksentzündung, aviäre Enzephalomyelitis

Ursache: Viren
Übertragung: Bruteier, Kontakt zu infizierten Tieren
Symptome: Mattigkeit, unsicherer Gang, seitwärts kippen, Zittern, Lähmungen, Krämpfe, Versteifung der Zehen; genesene Tiere vererben die Immunität
Anwendung: Bei Verdacht sofort zum Tierarzt! Ggf. parallel zur tierärztlichen Therapie 20-40ml/1L zum täglichen Trinkwasser oder 3 mal täglich 0,25-2ml/1Kg unverdünnt eingeben.
Vorbeugung: Impfung, Hygiene halten, genetische Selektion vererbter Resistenz

Geflügelpest, Hühnerpest

Ursache: Viren, anzeigepflichtig!
Übertragung: Blut, Küchenabfälle, Eierschalen, das Virus kann bis zu 12 Monate ohne Wirt überdauern
Symptome: betrifft hauptsächlich Hühner aber auch Fasane, Papageien und Sperlinge; Teilnahmslosigkeit, blau verfärbte Kämme und Kehllappen, Bindehautentzündung, rötlicher Schleim im Schnabel, Durchfall, Schwellungen an Kopf und Hals, Röcheln, Lähmungen
bei Ausbruch: Hofsperrung, Bestandstötung, Stalldesinfektion durch Amtstierarzt
Anwendung: keine Behandlung erlaubt.

Geflügelcholera

Ursache: Cholera-Bakterien, anzeigepflichtig!
Übertragung: Körperausscheidungen
Symptome: keine Futteraufnahme, viel Wasser trinken, teils blutiger Durchfall, dunkelrote bis blaurote Verfärbung im Gesicht , an Kamm und Kehllappen
bei Ausbruch: Hofsperrung, Bestandstötung, Verbrennung der Kadaver, Stalldesinfektion durch Amtstierarzt
Anwendung: Keine Behandlung erlaubt.

Geflügeltuberkulose

Ursache: Tuberkulose-Bakterien, anzeigepflichtig!
Übertragung: Tröpfcheninfektion
Symptome: einzeln sitzen, blasser Kamm und Kehllappen, struppiges Gefieder, Durchfall, Gewichtsverlust, verringerte Legeleistung
bei starkem Befall: gesamten Bestand schlachten, Stall und Zubehör

desinfizieren oder besser neuen Stall an anderem Platz bauen, Auslauf entweder nicht mehr nutzen oder gründlich kalken und umgraben
Anwendung: Keine Behandlung möglich.
Vorbeugung: Luftiger heller Stall mit großem Weideauslauf, allgemeine Hygiene halten.

Pseudotuberkulose

Ursache: Yersinia pseudotuberkulosis, Bakterien
Übertragung: ist allgemein weit verbreitet, starke Vermehrung in abgestandenem warmen Wasser
Symptome: a) schneller Verlauf: Durchfall, schwere Allgemeinstörungen; b) schleichender Verlauf: Abmagerung, Lähmungen, allgemeine Schwächung
Anwendung: Bei Verdacht sofort zum Tierarzt! Ggf. parallel zur tierärztlichen Therapie 20-40ml/1L zum täglichen Trinkwasser oder 3 mal täglich 0,25-1ml/2Kg unverdünnt eingeben.
Vorbeugung: täglich frisches Trinkwasser, stehende Teiche und modernde Pfützen vermeiden

Leukose, Weißblütigkeit

Ursache: Leukemia Virus
Übertragung: Kontakt mit infizierten Tieren, Vererbung
Symptome: nur am toten Tier erkennbar, Milz und Leber sind stark vergrößert
Anwendung: Keine Behandlung möglich.
Vorbeugung: Neuzugänge nur aus leukosefreien Beständen Soor, Hefepilz Befall
Ursache: Hefepilze
Symptome: grauweißer bis brauner Belag an Schnabel- und Speiseröhrenschleimhaut, meist gutartiger Verlauf
Anwendung: 20-40ml/1L zum täglichen Trinkwasser oder 3 mal täglich 0,25-1ml/1Kg unverdünnt bis eingeben zur Besserung. Zusätzlich Belag am Schnabel 2-3 mal täglich gründlich besprühen oder 20-40ml/1L dem Badewasser zu geben.
Vorbeugung: → Vorbeugend 4-6 Wochen Kur. → Trinkwasser desinfizieren. Auf Hygiene und geeignetes Futter achten.

Aspergillose, Schimmelpilzvergiftung

Ursache: Aspergillus fumigatus, Pilz
Übertragung: große Sporenvermehrung im Stallstaub, Einatmung im Zusammenhang mit geschwächter Immunabwehr in Folge von Stress, Schnupfen oder anderer Vorerkrankung

Symptome: grünlicher, gelber oder grauer Belag auf der Luftröhrenschleimhaut, Atemstörungen, Schnabelatmung

Anwendung: 3-14 Tage lang kolloidales Silber im Verhältnis 20-40ml/1L dem Trinkwasser zugeben. Zusätzlich den ganzen Vogel 1-2 mal täglich besprühen oder 20-40ml/1L dem Badewasser zugeben.

weitere Hinweise: Desinfizieren Sie zusätzlich Stall, Volieren und alles Zubehör. Achten Sie streng auf Hygiene. Sorgen Sie für viel Ruhe, ausreichend Luftfeuchtigkeit und erhöhen Sie den Vitamin A Anteil im Futter.

Vorbeugung: Tiere, Umgebung und Zubehör 1 mal wöchentlich gründlich mit kolloidalem Silber einsprühen. Achten Sie außerdem auf gesunde vitaminreiche Ernährung, ausreichende nicht zu trockene aber auch nicht zu feuchte Luft. Ställe hell und luftig, Einstreu, Futter, Sitzstangen und Zubehör sauber und trocken halten und regelmäßig desinfizieren.

3.5. Nagetiere

Die beiden Untergruppe „Hasenartigen" und „Nagetiere" bilden gemeinsam die Ordnung der *Glires*. Die Nagetieren sind mit über 40% aller Arten die größte Familie innerhalb der Säugetiere. Sie haben eine enorme Vielfalt entwickelt und werden in folgende Untergruppen weiter unterteilt:
1. Hörnchenverwandte
a) Bilche, (Siebenschläfer),
b) Stummelschwanzhörnchen,
c) Hörnchen (Eichhörnchen, Murmeltiere, Ziesel)
2. Biberverwandte
a) Biber
b) Taschennager
3. Dornschwanzhörnchenverwandte
4. Mäuseverwandte
5. Stachelschweinverwandte
a) Stachelschweine,
b) Meerschweinchenverwandte,
c) Chinchillaverwandte.

Wichtigstes gemeinsames Kennzeichen aller Nagetiere sind zwei deutlich vergrößerte, ständig nachwachsenden Schneidezähne im oberen und unteren Kiefer. Die meisten Nagetiere sind eher klein, haben gedrungene Körper und bewegen sich auf vier Beinen. Die Vorderbeine sind oft Hand-ähnlich geformt und können auch in ähnlicher Weise benutzt werden.
Nagetiere sind im Allgemeinen recht robust gegen Infektionen. Sie haben ein gut entwickeltes Immunsystem, das auch Antikörper bilden kann. Schwache Immunsysteme und Infektionen sind bei Nagern meist die Folge von falscher Haltung bzw. schlechten hygienischen Haltungsbedingungen, zu engem Besatz, falscher Fütterung oder degenerativer Zucht. Nagetiere nehmen kolloidales Silber sehr gut an. Bei äußerlichen Problemen kann man das Tier bzw. die Tiere besprühen. Beim Putzen verteilen sie das Silberwasser dann selbst im Fell. Zur Behandlung innerer Infektionen, insbesondere bei größeren Gruppen, gibt man das Silber dem täglichen Trinkwasser zu. Einzelnen Tieren, die sich anfassen lassen, gibt man das kolloidale Silber unverdünnt mit einer Pipette ein.

Sohlengeschwüre

Ursache: zu lange Krallen, nasse Einstreu, ungeeigneter Untergrund, Übergewicht

Symptome: starke Veränderungen an den Fußsohlen, Bewegungsunlust, Schonhaltung des betroffenen Fußes

Anwendung: Wenn es möglich ist, legen Sie auf die Wunde eine gut getränkte Kompresse, die Sie mit Mull und Verband fixieren, täglich kontrollieren und mindestens ein mal wechseln. Ist das nicht möglich, besprühen Sie die betroffenen Bereiche mehrmals täglich. Wahlweise können Sie das Tier auch 3-5 mal täglich Fußbäder machen lassen, wenn es sich das gefallen lässt. Geben Sie dazu kolloidales Silber im Verhältnis 40-80ml/1L in eine passende flache Kunststoffschüssel und stellen Sie das Tier für 5-10 Minuten hinein. Zusätzlich können Sie 1-2 mal täglich 0,25-1ml/Kg unverdünnt eingeben oder 20-40ml/1L dem Trinkwasser zugeben.

Vorbeugung: gesunde Ernährung, viel Bewegung, Übergewicht vermeiden, frische Luft, nasse und zu grobe Einstreu vermeiden.

Hautpilz, Hautkrankheiten, Ekzeme

Ursache: verschiedene Pilze und Bakterien, Allergien

Übertragung: infizierte Umgebung, Allergene, sehr enger Kontakt zu erkrankten Tieren, Kontakt zu Pilzsporen, die durch kleinste Verletzungen in die Haut oder in Haare eindringen

Symptome: Juckreiz, Haarausfall, kahle wunde, oft kreisrunde Stellen mit Hautrötung, schuppige Haut, je nach Pilzart weißlicher Belag, wunde Stellen zwischen den Zehen, oft auch am Maul und/oder um die Augen

Anwendung: Besprühen Sie die betroffenen Stellen mehrmals täglich gründlich.

weitere Hinweise: Falls Ihnen keine Vorerkrankung bekannt ist, lassen Sie vom Tierarzt abklären, ob z.B. Diabetes, eine Allergie oder ein geschwächtes Immunsystem vorliegt. Stellen Sie ausserdem ggf. Immunsystem schwächende Faktoren wie Stress, Lichtmangel, Frischluftmangel, Unter- oder Fehlernährung, Überbelegung u.ä. ab. Desinfizieren Sie außerdem Ställe bzw. Liegeplätze, Zubehör, Futterbehälter, Spielzeuge, insbesondere alle Textilien und alles aus Holz. Gehen Sie dabei gründlich vor und reinigen Sie besonders Ecken, Winkel und Ritze. Lassen Sie alles gut austrocknen. Achten Sie auf ausgewogene Luftfeuchtigkeit, gute Belüftung und Belichtung.

Vorbeugung: → Vorbeugend 4-6 Wochen Kur. → Trinkwasser desinfizieren. Auf gute Ernährung achten, Hygiene halten.

Candidiasis, Hefepilzerkrankungen

Ursache: Hefepilze im Zusammenhang mit einer Vorerkrankung oder einem geschwächtem Immunsystem
Übertragung: Hefepilze sind fast immer vorhanden, können aber im Zusammenhang mit einem geschwächten Immunsystem überhand nehmen
Symptome: befallen werden Rachen und Darm, weißer Belag in der Mundhöhle, Abgeschlagenheit, Appetitlosigkeit, Schluckbeschwerden, Abmagerung, Durchfall
Anwendung: Kleineren Tieren in Gruppen 3-7 Tage lang kolloidales Silber unverdünnt als Trinkwasser anbieten. Das Wasser täglich erneuern. Dann das Silber zwei bis drei Wochen lang im Verhältnis 20 – 40ml/1L zum Trinkwasser geben. Größeren Tieren und einzelnen kleinen Tieren 3-7 Tage lang 0,25-1ml/Kg (entspr. 1-2 Tropfen/100g Körpergewicht) 3 mal täglich, wenn möglich, unverdünnt eingeben. Dann die Dosis ein mal täglich bis zur Genesung geben. Ist das unverdünnte Eingeben nicht möglich, etwa weil das Tier zu scheu ist und sich nicht anfassen lässt, das kolloidale Silber zum Trinkwasser geben, wie es für kleine Tiere beschrieben ist.
weitere Hinweise: Achten Sie unbedingt auf eine zuckerfrei Ernährung. Viele Knabberstangen u.ä. enthalten sehr viel Zucker.
Vorbeugung: → Vorbeugend 4-6 Wochen Kur. → Trinkwasser desinfizieren. Auf gute Ernährung achten, Hygiene halten.

Atemwegserkrankungen, Erkältung, Schnupfen

Ursache: Rhino-Virus, Adeno-Virus, mehr als 200 verschiedene Typen
Übertragung: Tröpfcheninfektion
Symptome: Schnupfen, Niesen, Husten, Fieber, Nase laufen, Augenausfluss
Anwendung: Kleineren Tieren in Gruppen 3-7 Tage lang kolloidales Silber unverdünnt als Trinkwasser anbieten. Das Wasser täglich erneuern. Dann 14 Tage bis 3 Wochen im Verhältnis 20 – 40ml/1L dem Trinkwasser zugeben. Größeren Tieren und einzelnen kleinen 3-7 Tage lang 0,25 -1ml/Kg (entspr. 1-2 Tropfen/100g Körpergewicht) 3 mal täglich, wenn möglich, unverdünnt eingeben.Wenn eine Besserung zu sehen ist, die Dosis 1 mal täglich geben, bis zur Ausheilung. Verklebte Augen und Nasenlöcher mit einem getränkten Tuch einweichen lassen. In tränende Augen und schniefende Nasen mittels einer Pipette einige Tropfen einträufeln.
weitere Hinweise: Kranke Tiere aus Gruppen isolieren, warm und Zugluft frei halten, ausreichend Flüssigkeit zur Verfügung stellen, bei Gruppen → vorsorglich gesamten Bestand behandeln.

Vorbeugung: Bei erhöhter Infektionsgefahr → Vorbeugend 4-6 Wochen Kur. → Trinkwasser desinfizieren. Hygiene halten.Gesunde vitaminreiche Ernährung. Zugluft, Kälte und Nässe vermeiden. Symptomlosen Tieren, die Kontakt zu erkrankten hatten, vorbeugend vier Wochen lang 1 mal wöchentlich 20-40ml/1L zum Trinkwasser geben.

Blähungen

Ursache: Stoffwechselprodukte in Form von Gasen, die anormal übermäßig von Darm bewohnenden Mikroorganismen ausgeschieden werden. Ursache kann eine Futterumstellung oder Futterunverträglichkeit sein, kann aber auch von ungeeignetem oder verdorbenem Futter hervorgerufen werden. Wird bei Nagetieren oft durch die Fütterung von Kohlblätter oder taunassem Gras verursacht.
Symptome: übermäßige Aufgasung, aufgeblähter, sich hart anfühlender Bauch, der empfindlich auf Berührungen reagiert, schmerzhafte Krämpfe
Anwendung: Sofort zum Tierarzt! Heftige Blähungen können für Nagetiere lebensbedrohlich werden.
weitere Hinweise: Sollten die Blähungen nicht nachlassen, stattdessen eventuell weitere Symptome wie Atemnot, Schwäche, blasse Schleimhäute im Maul und möglicherweise Magenkrämpfe hinzu kommen, sollten Sie eine möglich Vergiftung Betracht ziehen und unverzüglich Ihren Tierarzt aufsuchen.
Vorbeugung: → Vorbeugend 4-6 Wochen Kur. → Trinkwasser desinfizieren. Hygiene halten. Gesunde vitaminreiche und vor allen geeignete Ernährung.

Durchfall

Ursache: verschiedene Erreger, Futterumstellung, Futterunverträglichkeit, ungeeignetes, ungewohntes oder verdorbenes bzw. verunreinigtes Futter
Symptome: wässrig dünner, oft übel riechender, auch ungewöhnlich verfärbter Kot
Anwendung: Bei plötzlichen heftigen Durchfällen mit unklarer Ursache sofort zum Tierarzt! Bei länger anhaltenden Magen- oder Darmbeschwerden geben Sie 3 mal täglich 0,25 - 1ml/Kg etwa 3-7 Tage lang. Ist eine deutliche Besserung zu sehen, geben Sie weitere 7-14 Tage lang die Dosierung 1 mal täglich bis die Symptome vollständig abgeklungen sind. Bei chronischen Beschwerden können Sie eine Kur mit Silberwasser machen. Geben Sie dazu 3 mal täglich 1ml/Kg 7 Tage lang. Geben Sie weitere 14 Tage bis fünf Wochen lang die Dosierung 1 mal täglich. Wenn Sie bei Ihrem Tier eine Besserung durch die Kur

festgestellt haben, können Sie die Kur nach einer Pause von etwa vier bis sechs Wochen wiederholen.

weitere Hinweise: Achten Sie bei heftigem Durchfall unbedingt auf eine ausreichende Zufuhr von Flüssigkeit. Bei länger anhaltendem Durchfall sollten Sie mit speziellen Präparaten den Verlust an Elektrolyten ausgleichen. Sollte der Durchfall nicht spätestens ab der dritten der Anwendung nachlassen, stattdessen eventuell weitere Symptome wie Schwäche, blasse Schleimhäute im Maul und möglicherweise Magenkrämpfe oder Fieber hinzu kommen, sollten Sie eine möglich Vergiftung Betracht ziehen und unverzüglich Ihren Tierarzt aufsuchen.

Vorbeugung: → Trinkwasser desinfizieren. Hygiene halten. Gesunde vitaminreiche und vor allen geeignete Ernährung.

Adenoviruspneumonie, Lungenentzündung

Ursache: Adeno-Virus, vorwiegend betroffen: Meerschweinchen
Übertragung: Kontakt mit Nasenausfluss
Symptome: Nasenfluss, Atemgeräusche, Abgeschlagenheit
Anwendung: Kleineren Tieren in Gruppen 3-7 Tage lang kolloidales Silber unverdünnt als Trinkwasser anbieten. Das Wasser täglich erneuern. Dann 14 Tage bis 3 Wochen im Verhältnis 20 – 40ml/1L dem Trinkwasser zugeben. Größeren Tieren und einzelnen kleinen 3-7 Tage lang 0,25 -1ml/Kg (entspr. 1-2 Tropfen/100g) 3 mal täglich, wenn möglich, unverdünnt eingeben. Dann die Dosis 1 mal täglich geben, bis zur Besserung.

weitere Hinweise: Kranke und symptomlose Tiere trennen, kranke Tiere warm, trocken und zugluftfrei halten, ggf. unter Rotlicht legen, auf ausreichende Flüssigkeitszufuhr auchten.

Vorbeugung: Bei erhöhter Infektionsgefahr → Vorbeugend 4-6 Wochen Kur. → Trinkwasser desinfizieren. Hygiene halten. Gesunde vitaminreiche Ernährung. Zugluft, Kälte und Nässe vermeiden. Symptomlosen Tieren, die Kontakt zu erkrankten hatten, vorbeugend vier Wochen lang 1 mal wöchentlich 20-40ml/1L zum Trinkwasser geben

Encephalitozoonose, Sternguckerkrankheit

Ursache: Encephalitozoon cuniculi, pilzartiger Einzeller in Zusammenhang mit Immunschwäche, vorwiegend betroffen: Kaninchen
Übertragung: oral über Urin, vom Muttertier auf das Ungeborene
Symptome: treten sehr plötzlich auf, Schiefhals, Augenzittern, Bewegungsstörungen, steifer Gang, Lähmungen, Krämpfe; später: unkontrolliertes Drehen um die eigene Längsachse
Anwendung: Paralell zur tierärztlichen Therapie, zur Stärkung des

Immunsystems ein mal täglich 20-40ml/1L zum Trinkwasser geben bis die Symptome abgeklungen sind.
weitere Hinweise: Keine Eigenbehandlung! Bei Verdacht sofort zum Tierarzt!

Blasen- und Nierenentzündungen

Ursache: falsche Ernährung (zu viel Salz, Eiweiß und/oder Fett), Zugluft, Kälte, Nässe
Symptome: Absetzen kleiner Mengen Urin, der auch blutig oder trüb sein kann, Schmerzen
Anwendung: Gehen Sie unbedingt zum Tierarzt. Bei einer Nierenentzündung sollten Sie kolloidales Silber nicht verwenden.
Vorbeugung: Zur Stärkung des Immunsystems → Vorbeugend 4-6 Wochen Kur. Achten Sie auf eine gesunde vitaminreiche Ernährung, vermeiden Sie Zugluft, Kälte und Nässe und zu kaltes Trinkwasser.

Kokzidiose

Ursache: Kokzidien, einzellige Darmparasiten
Übertragung: Kot, mit Kot verunreinigtes Futter, feuchte Böden im Gehege, moderiges Wasser z.B. aus Pfützen oder Regenrinnen
Symptome: Erreger tragende Alttiere sind meistens symptomlos, aber Überträger. Jungtiere: wässeriger schleimiger auch blutiger Kot, Teilnahmslosigkeit, Müdigkeit, viel sitzen, in einer Ecke kauern
Anwendung: 20-40ml/1L zum täglichen Trinkwasser oder 3 mal täglich 0,25-2ml/1Kg unverdünnt eingeben, bis zur Besserung.
weitere Hinweise: Behandeln Sie im akuten Fall unbedingt den gesamten Bestand und desinfizieren Sie alle Käfige, Ausläufe und sämtliches Zubehör sowie die gesamte Stalleinrichtung. Was nicht zu desinfizieren ist, entsorgen Sie im Restmüll.
Vorbeugung: Geben Sie 20-40ml/1L kolloidales Silber 1 mal wöchentlich zum Trinkwasser. Achten Sie auf Hygiene, täglich frisches Trinkwasser, desinfizieren Sie Trinkwasserbehälter, Futternäpfe, Umgebung und Zubehör regelmäßig.

Lippengrind

Ursache: betrifft vorwiegend Meerschweinchen, vermutlich Kombination aus Vitamin-Mangel und kleinsten Verletzungen am Maul, die durch Keime besiedelt werden
Symptome: nässende Ekzeme an den Lippen, Krusten im Maulbereich
Anwendung: Betroffenen Stellen mehrmals täglich gründlich besprühen. Verkrustungen mit einem gut getränkten, weichen und fuselfreien Tuch einweichen lassen. Zusätzlich 3-7 Tage lang 1-2 mal

täglich 0,25-1ml/1Kg unverdünnt eingeben, bis die Symptome vollständig abgeklungen sind.

Vorbeugung: → Vorbeugend 4-6 Wochen Kur. Vitaminreiche Ernährung Stallhygiene halten. Kleine Verletzungen sofort mit kolloidalem Silber besprühen, vorbeugend das ganze Tier 1-2 mal wöchentlich besprühen.

Meerschweinchenlähme

Ursache: verschiedene Viren im Zusammenhang mit Vitamin-Mangel
Übertragung: oral, vom Muttertier auf das Ungeborene
Symptome: zu Beginn: Appetitlosigkeit, Atembeschwerden, struppiges Fell, in Ecken kauern, Zuckungen der Hals- Rücken- und Schultermuskulatur, später Lähmungen der Hinterbeine
Anwendung: Gehen Sie bitte unbedingt zum Tierarzt. Die Aussichten auf Heilung sind bei dieser Erkrankung sehr gering. Vorausgesetzt, das Tier ist in der Lage, zu schlucken, 3-5 mal täglich 2ml/Kg unverdünnt eingeben. Zusätzlich Vitamin A geben. Falls Besserung eintreten sollte, führen Sie die Behandlung für max. 4-6 Wochen fort. Falls das Tier die Erkrankung überstanden haben sollte, können Sie die Behandlung nach einer Pause von etwa vier Wochen wiederholen.
Vorbeugung: Zur Stärkung des Immunsystems → Vorbeugend 4-6 Wochen Kur. Ausserden mit vitaminreicher Ernährung, artgerechter Haltung, viel Bewegung, frische Luft, Artgenossen und entsprechender Stallhygiene ein gesundes Immunsystem unterstützen.

Mycoplasmose der Ratten

Ursache: Mycoplasma pulmonis
Übertragung: vorgeburtlich oder unmittelbar danach, Tröpfcheninfektion, Kontakt zu infizierten Tieren. Auslösende Faktoren: Immunschwäche, Stress, Fütterungsfehler, andere Infektionen
Symptome: Schnüffeln, Niesen, wässeriger Nasenausfluss; später: Atemnot, gestörtes Allgemeinbefinden, eingeschränkter Putztrieb, rötliches Sekret an den Augenwinkeln, rötliche Verfärbung der Nasenspitze, Abmagerung
Anwendung: 0,25 - 2ml/Kg 3 mal täglich, wenn möglich, unverdünnt eingeben, bis sich die Symptome bessern. Verklebte Augen und Nasenlöcher mit einem getränkten Tuch einweichen lassen. In tränende Augen und schniefende Nasen mittels einer Pipette einige Tropfen einträufeln.
weitere Hinweise: Im akuten Fall trennen Sie kranke und symptomlose Tiere. Warm, trocken und Zugluft frei halten, ausreichend Flüssigkeit zur Verfügung stellen. Vorsorglich den gesamten Bestand behandeln. Die Tiere, die bisher keine Symptome zeigen, behandeln, wie unter →

Vorbeugung beschrieben. Desinfizieren Sie außerdem das Trinkwasser, Umgebung und Zubehör sorgfältig.

Vorbeugung: Bei erhöhter Infektionsgefahr oder symptomlosen Tieren, die Kontakt zu erkrankten hatten, vier Wochen lang täglich 20-40ml/1L zum Trinkwasser geben.

Pasteurellose der Meerschweinchen

Ursache: Pasteurella multocida
Übertragung: Kontakt mit infizierten Tieren, mit Kot verunreinigtes Futter
Symptome: akute Blutvergiftung, Atemstörungen, Abgeschlagenheit, struppiges Fell, Fieber, Atemnot, Nasen- und Augenausfluss, Tod oft innerhalb von zwei bis drei Tagen
Anwendung: Bei Verdacht und/oder schweren akuten Symptomen gehen Sie sofort zum Tierarzt! Parallel zur Therapie 1-2ml/Kg 3 mal täglich, wenn möglich, unverdünnt eingeben, bis sich die Symptome bessern. Dann die Dosis 1 mal täglich geben, bis zur Genesung.
weitere Hinweise: Im akuten Fall trennen Sie kranke und symptomlose Tiere. Warm, trocken und Zugluft frei halten, ausreichend Flüssigkeit zur Verfügung stellen. Vorsorglich gesamten Bestand behandeln. Die Tiere, die bisher keine Symptome zeigen, behandeln wie unter → Vorbeugung beschrieben. Desinfizieren Sie außerdem das Trinkwasser, Umgebung und Zubehör sorgfältig.
Vorbeugung: → Vorbeugend 4-6 Wochen Kur. → Trinkwasser desinfizieren. Vitaminreiche Ernährung, Stallhygiene halten.

Schwanznektose der Ratten

Ursache: zu niedrige Luftfeuchtigkeit (dauerhaft unter 25%), zu hohe Temperatur (dauerhaft über 25°C), geschwächtes Immunsystem
Symptome: ringförmige Einschnürungen am Schwanz bis hin zum Absterben der betroffenen Bereiche
Anwendung: Betroffenen Teile des Schwanzes mehrmals täglich gründlich mit kolloidalem Silber besprühen. Zusätzlich 3-4 mal täglich 0,25-1ml/Kg, wenn möglich, unverdünnt eingeben, bis zur Besserung. Wenn das nicht möglich ist, das Silberwasser unverdünnt als Trinkwasser anbieten.
Vorbeugung: Halten Sie die Luftfeuchtigkeit in dem Raum, in dem Sie das Tier halten, auf mindestens über 25% und die Raumtemperatur unter 25°C. Achten Sie außerdem auf vitaminreiche Ernährung.

Trichomonasis

Ursache: Trichomonaden, einzellige Geißeltierchen, vorwiegend betroffen Meerschweinchen
Übertragung: Futter, Trinkwasser, Kot
Symptome: Darmentzündung, Durchfall, Abmagerung
Anwendung: 0,25 - 1ml/Kg 3-4 mal täglich, wenn möglich, unverdünnt eingeben, bis sich die Symptome bessern. Dann die Dosis 1-2 mal täglich geben, bis zur Besserung.
weitere Hinweise: Trennen Sie kranke und symptomlose Tiere und behandeln Sie gesamten Bestand. Die Tiere, die bisher keine Symptome zeigen, behandeln wie unter → Vorbeugung beschrieben. Desinfizieren Sie außerdem das Umgebung und Zubehör sorgfältig.
Vorbeugung: → Vorbeugend 4-6 Wochen Kur. → Trinkwasser desinfizieren. Vitaminreiche Ernährung, strikte Stallhygiene halten.

Tyzzer`s Disease

Ursache: Clostridium piliforme, Bakterien, betrifft alle Nagetiere
Übertragung: Trinkwasser, Futter, Schlafstätten
Symptome: Bewegungsunlust
Anwendung: Wichtig bei diese Erkrankung ist die frühzeitige Erkennung. 0,25 - 1ml/Kg 3-4 mal täglich, wenn möglich, unverdünnt eingeben, bis sich die Symptome bessern. Dann die Dosis 1-2 mal täglich geben, bis zur Genesung.
weitere Hinweise: Trennen Sie kranke und symptomlose Tiere und behandeln Sie gesamten Bestand. Die Tiere, die bisher keine Symptome zeigen, behandeln wie unter → Vorbeugung beschrieben. Desinfizieren Sie außerdem das Umgebung und Zubehör sorgfältig.
Vorbeugung: → Vorbeugend 4-6 Wochen Kur. → Trinkwasser desinfizieren. Vitaminreiche Ernährung, Stallhygiene halten.

3.6. Katzen

Die Familie der Katzen gehört zur Ordnung der Raubtiere. Alle heute lebenden Untergruppen der Katzenartigen haben eine gemeinsame Stammform. Früher wurde diese Familie in Großkatzen, Kleinkatzen, Geparde und die ausgestorbenen Säbelzahnkatzen unterteilt. Die moderne Systematik unterteilt die Katzen in Untergattungen nach genetischer Verwandtschaft. Die genaue Einteilung ist noch umstritten. Die Katzen werden heute in diese Untergattungen unterteilt:
Geparde;
Karakal;
asiatische Goldkatzen;
Echte Katzen (Untergruppe : Wildkatzen → Hauskatzen);
Manul;
Pardelkatzen;
Serval;
Luchse;
Altkatzen;
afrikanische Goldkatzen;
Pumas;
Pader;
Pantherartige, dazu gehören: Löwe, Jaguar, Leopard, Tiger und Schneeleopard.
Kennzeichnend für die zu dieser Familie gehörenden Arten ist der extrem beweglich gebaute Körper, auffallend geschmeidige Bewegungen, ein relativ kleiner Schädel mit kurzem Gesicht und das weiche Fell. Die Körpergröße ist von Art zu Art sehr unter-schiedlich und reicht von 30cm bis zu 2m Gesamtlänge vom Kopf bis zum Schwanz. Gegen viele ansteckende Krankheiten sollten Sie Ihre Katze(n) impfen lassen. Unbedingt geimpft werden sollten Katzen mit Freigang. Die Freigänger unter den Katzen, die viel an der frischen Luft sein können, haben meist ein stärker trainiertes Immunsystem, sind aber auch bedeutend mehr Ansteckungs- und Verletzungs-gefahren ausgesetzt. Bei den Katzenhaltern ist kolloidales Silber schon gut bekannt. Katzen sprechen offensichtlich besonders gut auf Silber an, insbesondere bei Virusinfekten wie Katzenschnupfen. Sehr bewährt hat sich kolloidales Silber bei wilden, bzw. verwilder-ten Katzen, die sich nicht anfassen lassen und denen man keine Arznei eingeben kann. Viele Anwender berichten dazu ähnliches: Katzen nehmen das Silber ohne Probleme mit dem Trinkwasser auf und zeigen schon nach wenigen Tagen deutliche Symptombesserung.

Katzenakne

Ursache: nicht genau bekannt, evtl. geschwächtes Immunsystem oder Viren
Übertragung: nicht bekannt
Symptome: kleine Mitesser an Kinn und Unterlippe, später Haut- und Lippenentzündungen mit Verdickungen und Krusten. In schweren Fällen tiefe schmerzende Entzündungen des Haarbalgs und Zellulitis infolge von Sekundärinfektionen.
Anwendung: Betroffene Bereiche mehrmals täglich gründlich besprühen oder beträufeln. Zusätzlich eine Woche lang 0,25-1ml/Kg, wenn möglich, unverdünnt eingeben.
Vorbeugung: Zur Stärkung des Immunsystems → Vorbeugend 4-6 Wochen Kur. Bei Gruppen → Trinkwasser desinfizieren. Auf gute Ernährung achten, Hygiene halten.

Erkältung, Schnupfen

Ursache: Rhino-Viren, Adeno-Viren, mehr als 200 verschiedene Typen
Übertragung: Tröpfcheninfektion
Symptome: Niesen, tränende Augen, Nasen laufen, geschwollene Lider, Frieren, verklebte Nasen
Anwendung: Erkältungen und Schnupfenerkrankungen werden von Viren verursacht. Antibiotika-Gaben sind hier völlig zwecklos. Kolloidales Silber wird an den ersten Tagen 3-5 mal täglich, wenn möglich, unverdünnt eingegeben. Man gibt 0,25 - 1ml pro Kg/KG. In sehr schweren Fällen mit intensiven Symptomen kann man die Dosis auf 2ml pro Kg/KG erhöhen. Diese hohe Anfangsdosis gibt man so lange, bis sich die Symptome deutlich bessern. Das ist in den meisten Fällen nach etwa 3-7 Tagen. Wenn eine Besserung eingetreten ist, gibt man die Dosierung 1-2 mal täglich, bis die Erkrankung vollkommen ausgeheilt ist. Das ist in der Regel nach insgesamt etwa 14 Tagen bis drei Wochen der Fall.
weitere Hinweise: Erkältete und/oder verschnupfte Tiere sollten nach Möglichkeit isoliert werden, um Ansteckungen zu vermeiden. Erkrankte Tiere sollte man besonders warm halten und unbedingt vor Zugluft und Nässe schützen. Außerdem sollte ausreichend Trinkwasser zur Verfügung stehen. Die Tiere, die bisher keine Symptome zeigen, behandeln wie unter → Vorbeugung beschrieben. Desinfizieren Sie außerdem das Trinkwasser, Umgebung und Zubehör sorgfältig.
Vorbeugung: Bei erhöhter Infektionsgefahr geben Sie vier Wochen lang 1-2 mal wöchentlich 0,25-1ml/Kg unverdünnt ein oder 20-40ml/1L zum täglichen Trinkwasser. Ebenso vorbeugend können Sie symptomlose Tiere behandeln, die Kontakt zu erkrankten hatten. Außerdem auf gute Ernährung achten, Zugluft, Kälte und Nässe vermeiden.

Katzenschnupfen

Ursache: Calici-Viren, Herpes-Viren, Chlamydien
Übertragung: Nasen- und Augensekret, Speichel, Niesen, direkter Kontakt, Zubehör, menschliche Schuhsohlen
Symptome: Trägheit, Mattigkeit, Appetitlosigkeit, Niesen, Fieber, Schluckbeschwerden, geschwollene Mandeln und Lymphdrüsen, rote tränende Augen, Nasenfluss; später: eitrige Augen und Nasenschleim
Anwendung: 3-14 Tage 0,25-1ml/Kg unverdünnt eingeben. Nur wenn das wirklich nicht möglich ist, 20-40ml/1L zum täglichen Trinkwasser geben. Bei sehr schweren Symptomen bis zu 2ml/Kg eingeben. Ist eine Besserung eingetreten, genügt die Dosis meist 1-2 mal täglich.
weitere Hinweise: → Erkältung, Schnupfen
Vorbeugung: Bei erhöhter Infektionsgefahr geben Sie vier Wochen lang 1-2 mal wöchentlich 0,25-1ml/Kg unverdünnt ein oder 20-40ml/1L zum täglichen Trinkwasser. Ebenso vorbeugend können Sie symptomlose Tiere behandeln, die Kontakt zu erkrankten hatten. Achten Sie außerdem auf gute Ernährung, vermeiden Sie Zugluft, Kälte und Nässe.

Felines Gingivitis-Stomatitis-Pharyngitis-Komplex (GSP)

Ursache: nicht genau bekannt, wird durch ein geschwächtes Immunsystem begünstigt, vermutlich sind verschiedene Viren beteiligt
Symptome: gerötete geschwollene schmerzhaft entzündete Schleimhäute im Maul, entzündetes Zahnfleisch, faulende bzw. bereits fehlende Zähne, gestörtes Fressverhalten, Abmagerung, vermehrter evtl. blutiger Speichelfluss, Mundgeruch, Kopf schief halten beim Kauen, Futter fällt aus dem Maul, nur eine bestimmte Futtersorte fressen wollen, bei jungen Katzen Überwucherung der hinteren Zähne mit Zahnfleisch
Anwendung: Bisher gibt es keine allgemein wirksame Heilmethode. Nach der gründlichen Gebissreinigung und Entfernung der Zahnbeläge, besprühen Sie Maul, Zähne und Zahnfleisch täglich mehrmals gründlich. Lässt sich die Katze das nicht gefallen, versuchen Sie, die betroffenen Bereiche mit einer Pipette zu beträufeln. Ist auch das nicht möglich, geben Sie 20-40ml/1L dem Trinkwasser zu. Geben Sie, ggf. auch parallel zu anderen Therapien, 3-14 Tage lang 1-3 mal täglich 0,25-1ml/Kg – wenn möglich - unverdünnt ein.
weitere Hinweise: Obwohl Ursache und Übertragungswege nicht bekannt sind, die Beteiligung verschiedener Viren aber vermutet wird, sollten Sie das Tier vorsorglich nur aus einem eigenem Napf füttern. Teilt die betroffen Katze Wassernäpfe mit anderen Katzen, desinfizieren Sie zusätzlich vorsorglich das Trinkwasser im Verhältnis 20-40ml/1L.
Vorbeugung: Schwierig, da die genaue Ursache nicht bekannt ist. Unterstützen Sie das Immunsystem mit gesunder Ernährung, viel

Bewegung, wenn möglich, an der frischen Luft und artgerechter Beschäftigung. Vorbeugend, zur Stärkung des Immunsystems, geben Sie 4-6 Wochen lang 1-2 mal wöchentlich 0,25-1ml/Kg unverdünnt ein oder 1-2 mal wöchentlich 20-40ml/1L zum Trinkwasser.

Felines Coronavirus

Ursache: man unterscheidet zwei Varianten: a) FEC-Virus: verursacht milde Darminfektionen und kann im Darm zum → b) FIP-Virus mutieren; b) FIP-Virus: Erreger der FIP, Feline infektiöse Peritonitis, Bauchfellentzündung
Übertragung: über sämtliche Körperausscheidungen
Symptome: a) leicht Durchfälle und Erbrechen, darüber hinaus können die Symptome individuell sehr unterschiedlich sein, hauptsächlich betroffen sind Katzenwelpen von 6-12 Wochen; b) verminderter Futteraufnahme, Abmagerung, wiederkehrendes Fieber
Anwendung: Bisher ist keine Behandlung möglich. Bei Verdacht, insbesondere junge Katzen mit ungeklärtem Fieber, sofort zum Tierarzt! Zur Unterstützung des Immunsystems und zur Vermeidung von Sekundärinfektionen geben Sie im akuten Fall 1-3 mal täglich 1-2ml/Kg als Kur von 4-6 Wochen unverdünnt ein.
Vorbeugung: Zur Stärkung des Immunsystems → Vorbeugend 4-6 Wochen Kur. Bei Gruppen → Trinkwasser desinfizieren. Auf gute Ernährung achten, strenge Hygiene halten. Um die ständige Neuübertragung von Tier zu Tier in Zuchten oder Gruppenhaltungen zu vermindern, sollten Sie strikte Hygiene einhalten. Aufstellen möglichst vieler Kotkisten, die mehrmals täglich gereinigt werden sollten. Verwenden Sie, wenn möglich, Trink- und Futtergefäße immer für die gleichen Tiere und reinigen Sie alles täglich. Halten Sie Katzen in kleinen Gruppen von höchstens 3 bis 4 Tieren. Ihnen bekannte Virus-Ausscheider sollten Sie von der Gruppe trennen. Muttertiere sollten Sie 2 Wochen vor dem Wurf von der Gruppe trennen und sie die Jungtiere separat aufziehen lassen.

Flohallergie

Ursache: Überempfindlichkeit gegen den Speichel der Flöhe infolge geschwächten Immunsystems
Symptome: intensiver Juckreiz, schwere Hautveränderungen
Anwendung: Betroffene Bereiche täglich mehrmals gründlich besprühen. Zur Stärkung des Immunsystems 4-6 Wochen lang 1-2 mal täglich 0,25-1ml/Kg unverdünnt ein geben.
weitere Hinweise: Bekämpfen Sie unbedingt den Flohbefall mit einem geeigneten Mittel direkt am Tier. Bekämpfen Sie auch unbedingt den

Flohbefall in der Wohnung. Waschen Sie alle Liegedecken und behandeln Sie Teppiche, Polstermöbel und Textilien mit einem Mittel, das gegen die Eier und die Larven der → Flöhe wirkt.
Vorbeugung: Zur Stärkung des Immunsystems → Vorbeugend 4-6 Wochen Kur. Bei Gruppen zum Trinkwasser geben. Auf gute Ernährung achten. Hygiene halten, regelmäßig Flohkontrolle, insbesondere bei Freigängern. Häufige Überträger sind Igel, Kleinnager und andere Wildtiere.

Feline infektiöse Anämie (Blutarmut)

Ursache: hämotrope Mycoplasmen, Bakterien, die die roten Blutkörperchen befallen
Übertragung: weitgehend unbekannt, vermutlich blutsaugende Parasiten (Flöhe, Läuse, Zecken), Biss- und Kratzverletzungen, pränatal von der Kätzin auf die Welpen, evtl. auch Muttermilch
Symptome: Fieber, reduzierte Nahrungsaufnahme, allgemeine Schwäche, blasse Schleimhäute, Milzvergrößerung. Nach überstandener erster akuten Krankheitsphase treten die Symptome immer wieder schubweise auf mit dazwischenliegenden symptomlosen Intervallen selten: Gelbsucht, Hautirritationen
besonders gefährdete Gruppen: durch Stress oder Erkrankung geschwächte Tiere; junge Tiere unter drei Jahren; Freigänger; unzureichend geimpfte Tiere; an von Katzenbissen verursachten Abszessen erkrankte Tiere
Anwendung: Keine Eingenbehandlung! Bei Verdacht sofort zum Tierarzt. Zur Unterstützung des Immunsystems und zur Vermeidung von Sekundärinfektionen, parallel zu anderen Therapien, 1-3 mal täglich 0,25-2ml/Kg bis zur Genesung unverdünnt ein geben.
Vorbeugung: Schwierig, da der genaue Übertragungsweg nicht bekannt ist. Ektoparasiten (Flöhe, Läuse, Zecken) bekämpfen, Parasitenbisse und Verletzungen möglichst sofort desinfizieren. Zur Stärkung des Immunsystems → Vorbeugend 4-6 Wochen Kur. Bei Gruppen zum Trinkwasser geben. Auf gute Ernährung achten. Hygiene halten.

Katzen-AIDS

Ursache: FIV Felines Immundefizienz-Virus
Übertragung: Blut,Speichel, vermutlich auch über Bisse, vom Muttertier auf das Ungeborene und über Muttermilch
Symptome: Der Verlauf wird in vier Stadien unterteilt: das akute, das asymptomatische, das unspezifische und das terminale AIDS-artige Stadium.
1. akutes Stadium: Fieber, krankhafte Schwellungen der Lymphknoten,

Verminderung der weißen Blutkörperchen

2. asymptomatisches Stadium: Die ersten Symptome klingen ab, das Tier erholt sich. Die Krankheit kommt scheinbar für mehrere Monate zum Erliegen.

3. Unspezifisches Stadium: Keine eindeutigen Symptome. Infolge der Immunschwäche kommt es vermehrt zu Sekundärinfektionen. Phasen häufiger Krankheit wechseln mit symptomlosen, scheinbar gesunden Phasen.

4. AIDS-artiges Stadium: Etwa 5-9 Jahre nach der Infektion werden AIDS-artige Symptome sichtbar: schlechter Allgemeinzustand, starker Gewichtsverlust, schlechtes Fell, chronische Entzündungen an Augen, Zahnfleisch und Maulschleimhaut, Appetitlosigkeit, geschwollene Lymphknoten, häufiges Fieber, Durchfall. Das FIV kann auch Nervenzellen infizieren. Das verursacht neurologische Symptome: verzögertes Reaktionsvermögen, vorübergehende Lähmungen, Verhaltensveränderungen

Anwendung: Bei Verdacht sofort zum Tierarzt. Zur allgemeinen Stärkung des Immunsystems und ggf. parallel zu anderen Therapien, 1-3 mal täglich 1-2ml/Kg als Kur 4-6 Wochen lang. Nach Pausen von je 4-6 Wochen kann die Kur 3-4 mal im Jahr wiederholt werden. Zur Behandlung akuter innerlicher Sekundärinfektionen, z.B. Schnupfen, 3-7 Tage 3mal täglich 0,25-1ml/Kg unverdünnt eingeben, dann ein mal täglich, bis zur Besserung. Äußerliche Sekundärinfektionen täglich mehrmals besprühen oder beträufeln.

Vorbeugung: Bei Freigängern praktisch nicht möglich. Vorhandene Impfstoffe sind in Deutschland bisher nicht zugelassen. Bisse, Kratzer und sonstige Verletzungen schnellst möglich desinfizieren. Infizierte Tiere dürfen keinen Freigang haben und müssen von der Zucht ausgeschlossen werden.

3.7. Hunde

Die Hunde (Canidae) gehören zur Familie der Hundeartigen. Zusammen mit der Familie der Katzenartigen bilden sie die Ord-nung der Raubtiere. Die Hundeartigen werden unterteilt in „Echte Füchse" und „Echte Hunde". Zu den „Echten Hunden" gehört die Gattung Wolf, Stammvater unserer Haushunde, Schakale und Kojoten. In Bezug auf Größe, Erscheinungsbild und Fellfarbe hat die intensive und gezielte Zucht über Jahrtausende hunderte sehr unterschiedliche Rassen hervorgebracht. Allen gemeinsame Kenn-zeichen sind der Gang auf vier Beinen, ein kräftiges Gebiss, ein be-sonders gut ausgeprägter Geruchssinn und ein sehr gutes Gehör. Bei den Hunden ist kolloidales Silber vor allem zur Reinigung der Ohren, als Augentropfen und gegen Vorhautkartaharr als Spülung oder Tropfen sehr geeignet. Bei Verletzungen, Hautproblemen, gegen Gerüche, bei Hotspot und Juckreiz hat es sich als Spray sehr bewährt. Zur Behandlung innerer Infektionen wird Silberwas-ser direkt und unverdünnt mit einer Pipette dem Körpergewicht entsprechend dosiert eingegeben. Das klappt normalerweise sehr gut. Das Silberwasser ist für Hunde quasi geschmacklos und wird nach ein bis zwei mal üben meist problemlos aufgenommen.

Dermatomyositis

Ursache: Autoimmunerkrankung, vermutlich Gendefekt evtl. in Kombination mit Viren
vorwiegend betroffen: Collie, Sheltie, Australian Shepherd, fast ausschließlich Welpen und Junghunde
Übertragung: Vermutlich Vererbung
Symptome: Hautrötungen, Bläschen, Pusteln, Krusten, nicht schmerzhafte Geschwüre im Gesicht, an Schwanzspitze und Gliedmaßen, einige Wochen später kommt es zu Muskelschwäche und Muskelschwund vorwiegend auch in der Kaumuskulatur
Anwendung: Bisher ist keine Behandlung möglich. Die leichtere Form heilt meist von selbst aus. Die mittlere und schwere Form lassen Sie bitte immer vom Tierarzt behandeln. Zur Unterstützung des Immunsystems und zur Vermeidung von Sekundärinfektionen, auch parallel zur anderen Therapien, kolloidales Silber 1-3 mal täglich 0,25-1ml/Kg als Kur von 4-6 Wochen unverdünnt eingeben.
Vorbeugung: Gute Ernährung, Hygiene halten → Vorbeugend 4-6 Wochen Kur. Vermeiden Sie außerdem Stress, Traumata und starkes Sonnenlicht. Wegen der vermuteten evtl. Vererbbarkeit dieser Autoimmunerkrankung sollten Sie außerdem infizierte Tiere konsequent von der Zucht ausschließen.

Canine Papillomatose

Ursache: canines Papilloma-Virus COPV
Übertragung: nicht genau bekannt
Symptome: gutartige Warzen in der Maulhöhle, seltener an der Bindehaut und an Augenlidern, kann spontan von selbst ausheilen
Anwendung: Betroffene Bereiche im Maul täglich mehrmals gründlich besprühen. Lässt sich der Hund das nicht gefallen, die betroffenen Bereiche mit einer Pipette beträufeln. Ist auch das nicht möglich, 20-40ml/1L dem Trinkwasser zugeben. Zusätzlich, ggf. auch parallel zu anderen Therapien, 3-14 Tage lang 1-3 mal täglich 0,25-1ml/Kg unverdünnt eingeben.
Vorbeugung: Kaum möglich, da genaue Übertragungswege nicht bekannt sind.

Akrale Leckdermatitis, Leckekzem

Ursache: Verhaltensstörung, Wunden durch übermäßiges Lecken
Symptome: übertriebenes Lecken und an sich knabbern bis hin zu Selbstverstümmelung
Anwendung: Besprühen Sie betroffene Bereiche täglich mehrmals gründlich. Zur Stärkung des Immunsystems geben Sie 4-6 Wochen lang 1-2 mal täglich 0,25-1ml/Kg unverdünnt ein.
weitere Hinweise: Die Ursachen dieser Verhaltensstörung sind psychisch z.B. anhaltende Langeweile, ungerechtfertigte Bestrafungen, Einsamkeit u.ä. Die psychischen Ursachen müssen unbedingt abgestellt werden! Unterstützen Sie das Immunsystem und die Genesung mit gesunder Ernährung, viel Bewegung, Zuwendung und Hunde-gerechter Beschäftigung.

Atopische Dermatitis

Ursache: allergisch bedingte Hautkrankheit, meist auf Grund eine Überreaktion des Immunsystems oft durch *Milben* begünstigt
Symptome: Juckreiz, Kratzen, übermäßiges Lecken
Anwendung: Betroffene Bereiche täglich mehrmals gründlich besprühen. Zur Stärkung des Immunsystems 4-6 Wochen lang 1-2 mal täglich 0,25-1ml/Kg unverdünnt eingeben.
weitere Hinweise: Bekämpfen Sie den Milben Befall mit einem geeigneten Mittel direkt am Tier und in der Umgebung. Unterstützen Sie das Immunsystem mit gesunder Ernährung und viel Bewegung.
Vorbeugung: Gute Ernährung, Hygiene halten → Vorbeugend 4-6 Wochen Kur.

Flohallergie

Ursache: Speichel der Flöhe
Symptome: auffällig intensives Kratzen durch den heftigen Juckreiz, sichtbare Flohbisse in der Haut, die sich durch das heftige Kratzen vergrößern und entzünden
Anwendung: Betroffene Bereiche täglich mehrmals gründlich besprühen. Zur Stärkung des Immunsystems 4-6 Wochen lang 1-2 mal täglich 0,25-1ml/Kg unverdünnt eingeben.
weitere Hinweise: Bekämpfen Sie den Flohbefall mit einem geeigneten Mittel direkt am Tier. Bekämpfen Sie auch unbedingt den Flohbefall in der Wohnung. Waschen Sie alle Liegedecken. Behandeln Sie Teppiche, Polstermöbel und Textilien mit einem Mittel, das auch gegen die Eier und die Larven der Flöhe wirkt. Deren Lebensraum bis zum Erwachsenenstadium sind alle Teppiche und textilen Gegenstände in der Umgebung des infizierten Hundes.
Vorbeugung: Gute Ernährung, Hygiene halten, regelmäßige Fellkontrolle → Vorbeugend 4-6 Wochen Kur.

Melassezien-Dermatitis

Ursache: Melassezia, Hefepilze
Übertragung: Melassezia gehört zur normalen Hautflora, kann bei Vorerkrankungen oder im Zusammenhang mit Allergien überhand nehmen
Symptome: Juckreiz, Hautrötung, ranziger Hautgeruch
Anwendung: Betroffene Bereiche täglich mehrmals gründlich besprühen. Zur Stärkung des Immunsystems kolloidales Silber 1-2 mal täglich 0,25-1ml/Kg unverdünnt eingeben, als Kur von 4-6 Wochen. Nach einer Pause von etwa 4 Wochen die Kur bei Bedarf wiederholen.
weitere Hinweise: Achten Sie außerdem auf eine zuckerfrei Ernährung. Viele Knabberartikel enthalten Zucker.
Vorbeugung: gute Ernährung, Hygiene → Vorbeug. 4-6 Wochen Kur

Hautentzündung der Welpen

Ursache: unbekannt
Symptome: entzündete Stellen an Kopf u./o. Bauch, Pusteln, Abszessbildung
Anwendung: Betroffene Bereiche täglich mehrmals gründlich besprühen. Zur Stärkung des Immunsystems kolloidales Silber 1-2 mal täglich 0,25-1ml/Kg unverdünnt eingeben, als Kur von 4-6 Wochen. Nach einer Pause von etwa 4 Wochen die Kur bei Bedarf wiederholen.

Harnwegsentzündungen

Ursache: verschiedene Erreger, Kälte, Nässe, Liegen auf kaltem Boden oder in der Zugluft
Symptome: Schmerzen beim Wasser lassen, häufiges aber wenig Wasser lassen, dunkler blutiger u./o. stark riechender Urin
bei Verdacht: unbedingt zum Tierarzt!
Anwendung: Auch parallel zu anderen Therapien 0,25 - 1ml/Kg kolloidales Silber 3-4 mal täglich unverdünnt eingeben, bis sich die Symptome bessern. Dann die Dosis 1-2 mal täglich geben, bis zur Genesung.
Vorbeugung: → Vorbeugend 4-6 Wochen Kur

Vorhautkatarrh, -entzündung

Ursache: verschiedene Erreger, evtl. auch Fremdkörper oder Haare
Übertragung: Urin an Stellen, die zuvor von infizierten Rüden markierten wurden
Symptome: eitriger Ausfluss am Penis, gerötete Vorhaut, Abgeschlagenheit, erhöhte Körpertemperatur
Anwendung: Verwenden Sie eine PET-Pipette. Ziehen Sie, je nach Größe des Rüden, 4-20ml kolloidales Silber darin auf. Lassen Sie den Hund sich auf die Seite legen. Halten Sie die Vorhaut mit einer Hand hoch und auf. Geben Sie das Silberwasser mit Hilfe der Pipette direkt in die Vorhaut ein. Achten Sie dabei darauf, das es nicht sofort wieder ausläuft. Halten Sie dann die Vorhaut einen Moment zu und lassen das Silber wirken. Dabei können Sie den Penis leicht massieren. Dann lassen Sie den Hund aufstehen und die Flüssigkeit mit dem ausgespülten Eiter und/oder eventuelle Haare oder sonstige Fremdkörper können abfließen. Wiederholen Sie die Behandlung 1-2 mal täglich einige Tage lang, bis der Ausfluss klar bleibt. Geben Sie zusätzlich einige Tage lang 2-3 mal täglich 0,25 - 1ml/Kg kolloidales Silber unverdünnt ein, bis kein Eiter mehr im Ausfluss ist. In den meisten Fällen dauert die Behandlung etwa 3-5 Tage.
weitere Hinweise: Beobachten Sie die Körpertemperatur. Sollte der Hund Fieber bekommen oder die Symptome nicht spätestens nach drei Tagen der Anwendung eine deutlich Verbesserung zeigen, gehen Sie bitte zu Ihrem Tierarzt.

Gesäugeentzündung

Ursache: verschiedene Erreger
Symptome: schmerzhaft gerötetes, geschwollenes Gesäuge
bei Verdacht: Unbedingt zum Tierarzt!
Anwendung: Auch parallel zu anderen Therapien, 0,25 - 1ml/Kg

kolloidales Silber 3-4 mal täglich unverdünnt eingeben, bis sich die Symptome bessern. Dann die Dosis 1-2 mal täglich bis zur Besserung geben.

Vorbeugung: → Vorbeugend 4-6 Wochen Kur

Pyometra, eitrige Gebährmutterentzündung

Ursache: verschiedene Erreger, die auf Grund verminderter Abwehrkraft der Gebärmutterschleimhaut während der Läufigkeit eitrige Entzündungen hervor rufen; hormonelle Verhütungsmittel
Symptome: starkes Durstgefühl, vermehrter Harnabsatz, Apathie, Fressunlust, Schmerzen, Durchfall, später oft blutig-eitriger, teils übelriechender Vaginalausfluss
bei Verdacht: Unbedingt zum Tierarzt!
Anwendung: Auch parallel zu anderen Therapien 0,25 - 1ml/Kg kolloidales Silber 3-4 mal täglich unverdünnt eingeben, bis sich die Symptome bessern. Dann die Dosis 1-2 mal täglich bis zur Besserung geben.
Vorbeugung: → Vorbeugend 4-6 Wochen Kur

Erkältung, Schnupfen

Ursache: Rhino-Viren, Adeno-Viren, mehr als 200 verschiedene Typen
Übertragung: Tröpfcheninfektion
Symptome: Niesen, tränende Augen, Nasen laufen, geschwollene Lider, Frieren, verklebte Nasen
Anwendung: Kolloidales Silber wird an den ersten Tagen 3-5 mal täglich unverdünnt eingegeben. Man gibt 0,25 - 1ml pro Kg/KG. In sehr schweren Fällen mit intensiven Symptomen kann man die Dosis bis auf jeweils 2ml pro Kg/KG erhöhen. Diese hohe Anfangsdosis gibt man so lange, bis sich die Symptome deutlich bessern. Das ist in den meisten Fällen etwa ab dem 3. bis 7. Tag der Anwendung. Wenn eine Besserung eingetreten ist, kann man die Dosierung auf 1-2 mal täglich reduzieren. Die wird dann so lange gegeben, bis die Erkrankung vollkommen ausgeheilt ist. Das ist in der Regel nach insgesamt etwa 14 Tage der Fall.
weitere Hinweise: Erkältungen und Schnupfenerkrankungen werden von Viren verursacht. Antibiotika, die nur gegen Bakterien wirken, sind hier völlig zwecklos. Erkältete und/oder verschnupfte Tiere sollten nach Möglichkeit isoliert werden, um Ansteckungen zu vermeiden. Erkrankte Tiere besonders schonen, warm halten und unbedingt vor Zugluft und Nässe schützen. Außerdem ausreichend Trinkwasser zur Verfügung stellen. Die Tiere, die bisher keine Symptome zeigen, behandeln wie unter → Vorbeugung beschrieben. Trinkwasser desinfizieren. Umgebung

und Zubehör sorgfältig desinfizieren.

Vorbeugung: Bei erhöhter Infektionsgefahr vier Wochen lang 1-2 mal wöchentlich 0,25-1ml/Kg unverdünnt eingeben oder 20-40ml/1L zum Trinkwasser. Ebenso vorbeugend symptomlose Tiere behandeln, die Kontakt zu erkrankten hatten. Auf gute vitaminreiche Ernährung achten, Zugluft, Kälte und Nässe vermeiden.

Zwingerhusten

Ursache: canines Parainfluenza-Virus CPIV
Symptome: Erkrankung der oberen Atemwege, „bellender" Husten
bei Verdacht: Keine Eigenbehandlung! Unbedingt sofort zum Tierarzt!
Anwendung: Parallel zu anderen Therapien, 0,25 - 2ml/Kg kolloidales Silber 3-4 mal täglich unverdünnt eingeben, bis sich die Symptome bessern. Dann die Dosis 1-2 mal täglich geben, bis zur Genesung.
Vorbeugung: Impfung. Zur Stärkung des Immunsystems und vorbeugend bei Erhöhter Infektionsgefahr 4-6 Wochen lang 1-2 mal täglich 0,25-1ml/Kg unverdünnt eingeben oder 20-40ml/1L zum täglichen Trinkwasser.

Parainfluenza

Ursache: Paramyxo-Virus
Übertragung: Tröpfcheninfektion
Symptome: grippeähnlich
bei Verdacht: Unbedingt zum Tierarzt!
Anwendung: Parallel zu anderen Therapien, 0,25 - 2ml/Kg kolloidales Silber 3-4 mal täglich unverdünnt eingeben, bis sich die Symptome bessern. Dann die Dosis 1-2 mal täglich geben, bis zur Besserung. Infizierte Tiere sollten nach Möglichkeit isoliert werden, um Ansteckungen zu vermeiden. Erkrankte Tiere besonders schonen, warm halten und unbedingt vor Zugluft und Nässe schützen. Außerdem ausreichend Trinkwasser zur Verfügung stellen.
Vorbeugung: Impfung. Zur Stärkung des Immunsystems und vorbeugend bei Erhöhter Infektionsgefahr 4-6 Wochen lang 1-2 mal täglich 0,25-1ml/Kg unverdünnt eingeben oder 20-40ml/1L zum täglichen Trinkwasser.

Parvospirose

Ursache: Parvo-Virus
Übertragung: über Nasen- und Maulschleimhaut und über Kot
Symptome: Fieber, Appetitlosigkeit, Teilnahmslosigkeit, starker oft blutiger Durchfall
bei Verdacht: Unbedingt zum Tierarzt!

Anwendung: Parallel zu anderen Therapien 0,25 - 2ml/Kg kolloidales Silber 3-4 mal täglich unverdünnt eingeben, bis sich die Symptome bessern. Dann die Dosis 1-2 mal täglich geben, bis zur Besserung. Infizierte Tiere sollten nach Möglichkeit isoliert werden, um Ansteckungen zu vermeiden. Erkrankte Tiere besonders schonen, warm halten und unbedingt vor Zugluft und Nässe schützen. Außerdem ausreichend Trinkwasser zur Verfügung stellen.

Vorbeugung: Impfung. Zur Stärkung des Immunsystems und vorbeugend bei Erhöhter Infektionsgefahr 4-6 Wochen lang 1-2 mal täglich 0,25-1ml/Kg unverdünnt eingeben oder 20-40ml/1L zum täglichen Trinkwasser.

Leptospirose

Ursache: Leptospira anzeigepflichtig!
Übertragung: Mäuse und Ratten, Urin, Blut und infiziertem Gewebe
Symptome: Fressunlust, Erbrechen, Fieber später: Abgeschlagenheit, erschwerte Atmung; manchmal: Gelbsucht, Blutungen, Muskelzittern, Magen-Darmentzündung
bei Verdacht: keine Eigenbehandlung, unbedingt zum Tierarzt
Anwendung: Parallel zu anderen Therapien, 0,25 - 2ml/Kg kolloidales Silber 3-4 mal täglich unverdünnt eingeben, bis sich die Symptome bessern. Dann 1-2 mal täglich, bis zur Besserung. Infizierte Tiere nach Möglichkeit isolieren. Erkrankte Tiere besonders schonen, warm halten und unbedingt vor Zugluft und Nässe schützen. Außerdem ausreichend Trinkwasser zur Verfügung stellen.
Vorbeugung: Impfung. Zur Stärkung des Immunsystems und vorbeugend bei Erhöhter Infektionsgefahr 4-6 Wochen lang 1-2 mal täglich 0,25-1ml/Kg unverdünnt eingeben oder 20-40ml/1L zum täglichen Trinkwasser. Nager Befall vermeiden.

Encephalitozoonose

Ursache: Encephalitozoono cuniculi, pilzartiger Einzeller in Zusammenhang mit Immunschwäche
Übertragung: über Urin
Symptome: Kopf schief halten, Nierenversagen, zentralnervöse Erscheinungen ähnlich der Staupe
bei Verdacht: Unbedingt sofort zum Tierarzt!
Anwendung: Parallel zur tierärztlichen Therapie, zur Stärkung des Immunsystems 3-4 mal täglich 0,25-2ml/Kg unverdünnt eingeben, bis die Symptome abklingen.

Staupe

Ursache: canines Staupe-Virus CDV
Übertragung: infektiöses Körpersekret über Maul- und Nasenschleimhaut aufgenommen
Symptome: hohes Fieber, Abgeschlagenheit, Durchfall, Erbrechen, später Schädigung des Gehirns
bei Verdacht: Unbedingt zum Tierarzt!
Anwendung: Parallel zu anderen Therapien 0,25 - 2ml/Kg kolloidales Silber 3-4 mal täglich unverdünnt eingeben, bis sich die Symptome bessern. Dann die Dosis 1-2 mal täglich geben, bis zur Besserung.
Vorbeugung: Impfung. Zur Stärkung des Immunsystems und vorbeugend bei Erhöhter Infektionsgefahr 4-6 Wochen lang 1-2 mal täglich 0,25-1ml/Kg unverdünnt eingeben oder 20-40ml/1L zum täglichen Trinkwasser.

3.8. Pferde

Die Pferde (*Equus*) bilden eine Gattung der gleichnamigen Familie der Pferde (Equidae). Die heute lebenden Pferde werden in zwei große Gruppen eingeteilt: die stenonine (auch zebroide) Gruppe, zu der alle heutigen Zebras und Esel gehören und die caballine Gruppe, auch „Echte Pferde", zu der unsere heutigen Hauspferde, *Equus caballus* gehören. Pferde sind nicht wiederkäuende Pflan-zenfresser und gehören zur Ordnung der Unpaarhufer. Pferde ha-ben einen kräftigen stämmigen Körper, einen relativ großen Kopf und lange, zur schnellen Flucht gebaute Gliedmaßen. Größe, Ge-wicht und Fellfarbe variieren je nach Rasse stark. Die kleinsten Rassen messen am Widerrist unter einem Meter, andere erreichen fast 2m Höhe. Als höher entwickelte Säugetiere haben auch unsere Pferde ein gut entwickeltes Immunsystem. Bei artgerechter Haltung und gutem Ernährungszustand sind Pferde eher robust gegen Infektionen. Heutige Haltungsbedingungen und Stress verursachen jedoch auch bei den Pferden vermehrt Immunprobleme und Aller-gien. Bei Pferden hat sich kolloidales Silber besonders bei Hautpro-blemen wie Pilzbefall, Mauke, Druck- und Scheuerstellen, Juckreiz, Verletzungen aller Art und als Augentropfen bewährt. Innerliche In-fektionen bei Pferden können sehr gut mit kolloidalem Silber be-handelt werden. Für große Tiere wie Ponys und Pferde braucht man relativ große Mengen, schnell mehrere Liter. Die Anschaffung eines eigenen Kolloidgenerators kann sich dafür durchaus lohnen.

Verletzungen aller Art

Ursache: Biss-, Tritt-, Schnitt-, Kratz-, Schürf-, Brandverletzungen, chronische Wunden → Alle Tiere
Anwendung: → Anwendungsmöglichkeiten für alle Tiere

Einschuss, Phlegmon

Ursache: Eindringen von Bakterien in eine Wunde oder kleine Hautverletzung, meistens Staphylococcus aureus und/oder Streptokokken
Symptome: Entzündung des Unterhautbindegewebes meist im unteren Teil der Beine, Fieber, Schmerzen
Anwendung: Betroffene Bereiche täglich mehrmals gründlich besprühen. Wenn nötig und möglich, eine gut mit kolloidalem Silber getränkte Kompresse auflegen, mit Mull polstern und mit Verband fixieren. Den Verband täglich mehrmals kontrollieren und mindestens ein mal täglich wechseln, bis die Verletzung vollständig abgeheilt ist. Zur Stärkung des Immunsystems zusätzlich 4-6 Wochen lang 1-2 mal

wöchentlich 0,25-1ml/Kg unverdünnt eingeben.
Vorbeugung: Auch kleinste Verletzungen schnellst möglich und bis zum Abheilen desinfizieren

Satteldruck

Ursache: nicht passender oder nicht richtig aufgelegter Sattel, nicht genügend gereinigte oder nicht glatt aufgelegte Sattelunterlage, ungenügend gereinigter Rücken des Pferdes
Symptome: schmerzhafte Druckstelle(n) auf der Haut, Schwellungen, Haarausfall an der/den betroffenen Stelle(n) bis zu offenen, sich entzündenden Wunden am Widerrist
Anwendung: Betroffene Bereiche täglich mehrmals gründlich besprühen. Wenn nötig und möglich, eine gut mit kolloidalem Silber getränkte Kompresse auflegen, mit Mull polstern und mit Pflaster fixieren. Den Verband täglich kontrollieren und mindestens ein mal täglich wechseln, bis die Verletzung vollständig abgeheilt ist. Zur Stärkung des Immunsystems 4-6 Wochen lang 1-2 mal wöchentlich 0,25-1ml/Kg unverdünnt eingeben.
weitere Hinweise: Bis zum völligen Abheilen keinen Sattel auflegen!
Vorbeugung: Nur passenden Sattel verwenden, Sattelunterlage glatt trocken und sauber auflegen, das ganze Pferd immer gut putzen, Staub und getrockneten Schweiß gut ausbürsten, auf Rücken und Widerrist besonders achten.

Ladendruck

Ursache: unpassendes Gebiss, unsensible Zügelführung
Symptome: akute Maulschleimhautentzündung, die chronisch werden kann, blutige und/oder eitrige Geschwüre, Wunden in den Laden, Aufreibungen bis auf die Knochen
Anwendung: Betroffene Bereiche täglich mehrmals gründlich besprühen oder beträufeln. Man kann das Pferd auch mehrmals täglich einen Augenblick auf eine getränkte Mullkompresse beißen lassen. Zur Stärkung des Immunsystems zusätzlich 4-6 Wochen lang 1-2 mal wöchentlich 0,25-1ml/Kg unverdünnt eingeben.
weitere Hinweise: Bis zum Abheilen kein Gebiss verwenden.
Vorbeugung: Nur passendes Gebiss verwenden, Gebiss nach jedem Gebrauch reinigen, auf weiche Zügelführung achten, tägliche Kontrolle der Laden.

Augenentzündung, Bindehautentzündung

Ursache: verschiedene Erreger, Zugluft, staubige Luft, Verletzungen, Fremdkörper

Symptome: rote tränende Augen, eitriger Ausfluss, Auge zukneifen
Anwendung: In entzündete Augen wird Silberwasser mit einer Glaspipette einträufelt. Je nach Intensität der Symptome 1-3 mal, bei schweren Symptomen 5 mal täglich einige Tropfen in das betroffene Auge träufeln, bis die Entzündung vollständig ausgeheilt ist. Verklebte Augen mit einer gut getränkter Kompresse vorsichtig auswaschen. Verletzungen an den Augen mit einer gut getränkten Kompresse, wenn möglich, einen Augenverband anlegen. Der Verband wird täglich mehrmals kontrolliert und mindestens ein mal gewechselt, bis er nicht mehr erforderlich ist. Stroh- und Heustaub in der Stallluft reizt die Augen und lässt sie tränen. Auch Staubaugen können mit einigen Tropfen kolloidalem Silber ausgespült werden. Fremdkörper werden mit reichlich kolloidalem Silber ausgespült, am besten mit einer Pipette. Zur Nachbehandlung des ggf. gereizten Auges 2-3 mal täglich einige Tropfen in das betroffene Auge träufeln, bis keine Reizung oder Rötung mehr zu sehen ist.
weitere Hinweise: Zur Behandlung entzündeter Augen verwenden Sie eine Pipette immer nur für ein Tier. So vermeiden Sie die Übertragung der Erreger von Tier zu Tier.

Mondblindheit, periodische Augenentzündung

Ursache: nicht sicher bekannt, vermutlich Folge von Leptospirose
Übertragung: Bakterien in Urin und Kot von Mäusen und Ratten im Strohstaub, der aufgewirbelt wird und ins Auge gerät
Symptome: vermehrter Tränenfluss, Blendempfindlichkeit, gerötete Bindehaut, verengte Pupillen, das betroffene Auge ist heiß und geschwollen, Fieber, Trübung der Hornhaut; periodische Wiederholung der Symptome im Abstand einiger Wochen oder Monate bis zur Erblindung
Anwendung: Tierarzt hinzuziehen. Je nach Intensität der Symptome 1-3 mal täglich einige Tropfen in das betroffene Auge träufeln, bis die Entzündung vollständig ausgeheilt ist. Verklebte Augen können Sie mit einer gut getränkter Kompresse vorsichtig auswaschen.
weitere Hinweise: Vermeiden Sie staubige Stallluft. Schütteln Sie staubiges Heu außerhalb des Stalls auf oder feuchten Sie es leicht an. Bekämpfen Sie regelmäßig Mäuse und Ratten.

Hautpilz

Ursache: verschiedene → Pilze meist Microsporum equinum und Trichophyton quinckeanum in Zusammenhang mit einem durch Vorerkrankung geschwächtem → Immunsystem
Übertragung: Direkter Kontakt mit Pilzsporen, die durch kleinste

Verletzungen in die Oberhaut oder in Haare eindringen. Meist begünstigt durch ein geschwächtes Immunsystem und feucht-warmes Klima, infizierte Umgebung und Zubehör, sehr enger Kontakt zu erkrankten Tieren.

Symptome: Juckreiz, Haarausfall, oft als kreisrunde Stellen mit Hautrötung, manchmal wattiger weißer bis gelblicher Belag an den betroffenen Stellen, schuppige Haut, oft auch am Maul und/oder um die Augen

Anwendung: Betroffenen Stellen mehrmals täglich gründlich besprühen. Zur Stärkung des Immunsystems 4-6 Wochen lang 3-4 mal wöchentlich 0,25-1ml/Kg unverdünnt eingeben.

weitere Hinweise: Lassen Sie vom Tierarzt abklären, ob eine Vorerkrankung vorliegt, falls Ihnen keine bekannt ist. Stellen Sie außerdem ggf. Immunsystem schwächende Faktoren wie Stress, Einsamkeit, Lichtmangel, Frischluftmangel, Unter- oder Fehlernährung, zu viel Training ab. Desinfizieren Sie außerdem Ställe bzw. Liegeplätze, Zubehör, Futterbehälter, Spielzeuge, insbesondere alle Textilien und alles aus Holz. Gehen Sie dabei gründlich vor und reinigen Sie besonders Ecken, Winkel und Ritze. Lassen Sie alles gut austrocknen.

Vorbeugung: Achten Sie auf ausgeglichene Luftfeuchtigkeit, gute Belüftung und Belichtung im Stall, vitaminreiche, zuckerarme Ernährung und viel Bewegung an der frischen Luft.

Sommerekzem

Ursache: z.T. erblich bedingte Allergie gegen den Speichel verschiedener Insekten, besonders Stechmücken im Zusammenhang mit Immunsystem-Schwächung. Ausgelöst durch Stress, Transport, Umstallung u.ä., betrifft i.d.R. nur bestimmte Rassen

Übertragung: vermutlich Vererbung

Symptome: Vom Insektenstich ausgelöster intensiver Juckreiz, dem intensives Scheuern folgt. Das führt zu kahle dann wunden, blutigen Stellen. Verstärkt durch erneuten Insektenbefall entzünden sich die betroffenen Stellen ggf. heftig.

Anwendung: Das Sommerekzem ist sehr wahrscheinlich ein Defekt des Erbmaterials und bisher nicht heilbar. Kolloidales Silber lindert jedoch den heftigen Juckreiz, vermindert Sekundärinfektionen durch Bakterien und lässt wund gescheuerte Hautbereiche schneller wieder verheilen. Betroffenen Stellen mehrmals täglich gründlich besprühen. Zur Stärkung des Immunsystems 4-6 Wochen lang 2-4 mal wöchentlich 0,25-1ml/Kg unverdünnt eingeben.

weitere Hinweise: Vermeiden Sie während der Mückensaison feuchte schattige Weiden und längere Zeit offen stehendes Wasser in jeder Form (Kannen, Eimer, Tümpel, Pfützen u.ä.) auf oder in der Nähe der

Weiden. Wählen Sie an warmen Sommertagen höhergelegene, trockene, am besten immer etwas im Wind liegende Weiden. Hier können sich nicht so viele Mücken aufhalten.

Nageltritt

Ursache: Verletzung durch in den Huf eingetretenen Fremdkörper mit anschließender Entzündung durch eindringende Bakterien
Symptome: Lahmen besonders auf hartem Untergrund, Schonen des betroffenen Fußes, pochender Puls am Fesselkopf, Schmerzen, Huf fühlt sich warm an, dunkle Verfärbung um die Eintrittsstelle, wird die Huflederhaut verletzt, entwickelt sich eine Huflederhautentzündung. Unbehandelt führt diese zur Entzündung des Hufbeins, des Hufgelenks und/oder der Beugesehnen.
Anwendung: Nachdem der Fremdkörper – durch den Tierarzt oder Hufschmied - entfernt wurde, eine gut mit kolloidalem Silber getränkte Kompresse auflegen, mit Mull polstern und mit einem Verband fixieren. Den Verband mehrmals täglich kontrollieren und mindestens ein mal täglich wechseln, bis die Verletzung vollständig abgeheilt ist. Zur Stärkung des Immunsystems zusätzlich 4-6 Wochen lang 1-2 mal wöchentlich 0,25-1ml/Kg unverdünnt eingeben.

Kronentritt

Ursache: meist selbst zugefügte Verletzung am Kronenrand, durch andere Pferde, Anstoßen an harte Gegenstände
Symptome: sichtbare Verletzung, Lahmen, Schonen des betroffenen Fußes
Anwendung: Betroffene Stelle täglich mehrmals gründlich besprühen. Wenn nötig und möglich, eine gut mit kolloidalem Silber getränkte Kompresse auflegen, mit Mull polstern und mit Verband fixieren. Den Verband täglich mehrmals kontrollieren und mindestens ein mal täglich wechseln, bis die Verletzung vollständig abgeheilt ist. Zur Stärkung des Immunsystems zusätzlich 4-6 Wochen lang 1-2 mal wöchentlich 0,25-1ml/Kg unverdünnt eingeben.

Ballentritt

Ursache: selbst zugefügte Verletzung am Vorderhuf durch Tritt des Hinterhufs
Symptome: sichtbare Verletzung, Lahmen, Schonen des betroffenen Fußes
Anwendung: Betroffene Bereiche täglich mehrmals gründlich besprühen. Wenn nötig und möglich, eine gut mit kolloidalem Silber getränkte Kompresse auflegen, mit Mull polstern und mit Verband

fixieren. Den Verband mehrmals täglich kontrollieren und mindestens ein mal täglich wechseln, bis die Verletzung vollständig abgeheilt ist. Zur Stärkung des Immunsystems zusätzlich 4-6 Wochen lang 1-2 mal wöchentlich 0,25-1ml/Kg unverdünnt eingeben.

Strahlfäule

Ursache: Fusobacterium necrophorum, Fäulnisbakterien
Übertragung: Verdauungsbakterien, die mit dem Kot ausgeschieden werden
Symptome: Lahmen, Bildung von Fäulnisspalten und Aushöhlungen, fauliger Geruch, Absonderung einer schmierig schwarzen Substanz, schließlich Auflösung des Strahls
Anwendung: Nach der Behandlung durch den Hufschmied eine gut mit kolloidalem Silber getränkte Kompresse auflegen, mit Mull polstern und mit einem Verband fixieren. Verwenden Sie nur fusselfreien Mull, keine Watte. Den Verband mehrmals täglich kontrollieren und mindestens ein mal täglich wechseln, bis die Kompresse sauber bleibt, nicht mehr faulig riecht und das Horn nachgewachsen ist. Zur Stärkung des Immunsystems zusätzlich 4-6 Wochen lang 1-2 mal wöchentlich 0,25-1ml/Kg unverdünnt eingeben.
weitere Hinweise: Strahlfäule ist fast immer die Folge von unsauberer Haltung und/oder ungenügender Pflege. Haltungsbedingungen und/oder Pflegegewohnheiten müssen unbedingt geändert werden, wenn eine Behandlung Erfolg haben soll.
Vorbeugung: Achten Sie bei der täglicher Pflege und Kontrolle der Hufe besonders auf die Strahlfurchen. Reinigen Sie diese nicht zu tief und achten Sie darauf, dass Sie das Horn nicht beschädigen. Kontrollieren Sie die Hufe täglich, auch wenn das Pferd nicht geritten wird. Reinigen Sie außerdem täglich Box, Stall und Auslauf von Kot und vermeiden Sie unbedingt zu feuchte Einstreu.

Hufgeschwür

Ursache: eitrige Entzündung der Huflederhaut infolge Überreizung durch Druck, z.B. durch eingetretenen Kiesel o.ä.
Symptome: starkes Lahmen
Anwendung: Nachdem das Geschwür - nur durch den Hufschmied oder den Tierarzt ! - eröffnet wurde, der Eiter abgeflossen ist und eventuelle Fremdkörper entfernt wurden, eine gut mit kolloidalem Silber getränkte Kompresse auflegen, mit Mull polstern und mit einem Verband fixieren. Den Verband täglich mehrmals kontrollieren und mindestens ein mal täglich wechseln, bis das Geschwür vollständig abgeheilt ist. Zur Stärkung des Immunsystems zusätzlich 4-6 Wochen lang 1-2 mal

wöchentlich 0,25-1ml/Kg unverdünnt eingeben.
Vorbeugung: Tägliche Pflege und Kontrolle der Hufe, Gewicht des Reiters sollte zur Größe des Pferdes passen, längere Ritte auf hartem Untergrund vermeiden.

Hufabszess

Ursache: abgekapselte Eiteransammlung im Huf, meist Folge von → Hufgeschwür
Symptome: starkes Lahmen, betroffener Huf fühlt sich warm an
Anwendung: Nachdem das Abszess - nur durch den Hufschmied oder den Tierarzt ! - eröffnet wurde und der Eiter abgeflossen ist, eine gut mit kolloidalem Silber getränkte Kompresse auflegen, mit Mull polstern und mit einem Verband fixieren. Den Verband täglich mehrmals kontrollieren und mindestens ein mal täglich wechseln, bis das Abszess vollständig abgeheilt ist. Zur Stärkung des Immunsystems zusätzlich 4-6 Wochen lang 1-2 mal wöchentlich 0,25-1ml/Kg unverdünnt eingeben.
Vorbeugung: tägliche Pflege und Kontrolle der Hufe → Hufgeschwür

Steingallen

Ursache: man unterscheidet drei Formen: 1.) trockene Steingalle: einmalige Quetschung der Huflederhaut - ähnlich einem Bluterguss unter dem Fingernagel - verursacht durch Treten auf einen Stein o.ä. Die Symptome legen sich, wenn der Bluterguss heraus gewachsen ist. 2.) chronische Steingalle: Entzündung auf Grund länger anhaltenden Drucks auf die Sohlenschenkel durch Fremdkörper, zu seltenes oder zu starkes Ausschneiden, schlecht sitzender oder ungeeigneter Beschlag, häufiges Anstoßen an Stufenkanten, Stallwänden o.ä. Möglicherweise auch durch eine nicht zu beseitigende Ursache, z. B. angeborene oder durch Unfall erworbene Fehlstellungen. 3.) eitrige Steingallen: bei beiden Formen entstehenden zerbröckelnden Stellen im Horn. Durch diese Stellen dringen Bakterien in den Huf ein, die die Lederhaut infizieren.
Symptome: Lahmen, Druckempfindlichkeit, Schmerz, betroffenes Bein fühlt sich kühl an, rötlicher Fleck an der betroffenen Stelle, später Bildung mit Eiter gefüllter Aushöhlungen
Anwendung: Nicht eiternde Steingallen mehrmals täglich besprühen, bis der Erguss heraus gewachsen ist. Vereiterte Steingallen werden - nur durch den Hufschmied oder den Tierarzt ! - eröffnet und entleert. Eine gut mit kolloidalem Silber getränkte Kompresse auf die betroffene Stelle legen, mit Mull polstern und mit einem Verband fixieren. Den Verband täglich mehrmals kontrollieren und mindestens ein mal täglich wechseln, bis die Steingalle vollständig abgeheilt ist. Zur Stärkung des

Immunsystems zusätzlich 4-6 Wochen lang 1-2 mal wöchentlich 0,25-1ml/Kg unverdünnt eingeben.

weitere Hinweise: Stellen Sie, wenn möglich, die Ursache ab. Bei Fehlstellungen oder anderen, nicht änderbaren Ursachen, fragen Sie Ihren Hufschmied ggf. nach einem speziellen Beschlag.

Vorbeugung: Tägliche Pflege und Kontrolle der Hufe, passender Beschlag, ggf. Stallwände u.ä. polstern. Auf hartem und steinigem Untergrund vorsichtig reiten.

Mauke

Ursache: vor gereizte Haut in der Fesselbeuge (z.B. durch Urin, anhaltende Nässe, Tausalz, Verletzungen), die sich durch Besiedelung mit verschiedenen Keimen, meist Fäulnisbakterien und Pilze, entzündet, z.T. auch rassebedingte Veranlagung

Übertragung: unsaubere, feuchte Einstreu, schlammige Ausläufe

Symptome: wunde juckende Haut in der Fesselbeuge, übler Geruch, Verkrustungen

Anwendung: Die betroffenen Stellen vor der Behandlung ein Mal vorsichtig mit Kernseife reinigen. Dann mehrmals täglich gründlich besprühen. Legen Sie einen Verband nur an, wenn es unbedingt sein muss. Unter einem Verband bleiben Haut und Haare immer feucht. Ohne Verband werden die betroffenen Bereiche besser mit Sauerstoff versorgt und können besser trocknen. Wenn es nicht ohne Verband geht, legen Sie eine gut mit kolloidalem Silber getränkte Kompresse auf, mit Mull polstern und mit einem Verband fixieren. Den Verband täglich mehrmals kontrollieren und täglich mindestens ein mal wechseln. Lassen Sie die Stellen etwas trocknen, bevor Sie einen neuen Verband anlegen. Behandeln Sie die Mauke solange, bis die betroffenen Bereiche vollständig abgeheilt ist. Zur Stärkung des Immunsystems zusätzlich 4-6 Wochen lang 1-2 mal wöchentlich 0,25-1ml/Kg unverdünnt eingeben.

weitere Hinweise: Halten Sie die Fesseln sauber, aber waschen Sie nicht zu viel und zu häufig daran herum. Putzen Sie mit einer weichen Bürste und halten Sie die betroffene(n) Fessel(n) vorwiegend trocken.Schneiden Sie den Kötenbehang nicht ab. Zu viel Waschen und das Abschneiden der Haare reizen die Haut zusätzlich. Außerdem schützen die Haare die Fesselbeuge vor Regenwasser und Schmutz.

Vorbeugung: Allgemeine Hygiene halten, tägliche Kontrolle, Verletzungen sofort desinfizieren. Feuchte, verunreinigte, faulige und schlammige Untergründe und Einstreu vermeiden.

Beschälseuche

Ursache: Trypanosoma equiperdum, Bakterien, anzeigepflichtig!
Übertragung: beim Decken, künstliche Besamung
Symptome: Schwellung der Geschlechtsteile, Geschwüre und Ödeme an der Genitalschleimhaut, die später zu pigmentlosen Narben werden. Besiedelt zunächst die Geschlechtsorgane, verbreitet sich dann im ganzen Körper und befällt schließlich das Nervensystem
bei Verdacht: Unbedingt Tierarzt hinzuziehen!
bei Ausbruch: Keine Behandlung möglich. Evtl. Tötung auf amtstierärztliche Anweisung. Genesene Stuten dürfen nicht weiter zur Zucht verwendet und müssen gekennzeichnet werden.
weitere Hinweise: Durch intensive Importkontrollen kommt dieser Erreger heute nur noch in Süd-Osteuropa vor.

Ansteckende Gebärmutterentzündung, CEM

Ursache: Taylorella equigenitalis, Bakterien, anzeigepflichtig!
Übertragung: beim Decken, künstliche Besamung, infizierte Hände und Zubehör, vorgeburtlich von der Stute auf das ungeborene Fohlen
Symptome: a) Hengste, symptomlos aber Überträger;
b) Stuten, akute Form: heftige Entzündung der Gebärmutter, milchig schleimiger dickflüssig-eitriger Scheidenausfluss 10 bis 14 Tage nach dem Decken;
c) Stuten, chronische Form: mildere Entzündung, weniger Scheidenausfluss, infizierte Stuten werden allgemein seltener trächtig
bei Verdacht: Unbedingt Tierarzt hinzuziehen! Infizierte Tiere bis zur nachgewiesenen Erregerfreiheit von der Zucht ausschließen.
Anwendung: Ggf. parallel zur tierärztlichen Therapie und zur Stärkung des Immunsystems 0,25 - 1ml/Kg kolloidales Silber 1-2 mal täglich unverdünnt eingeben, bis sich die Symptome bessern. Dann die Dosis 1-2 mal wöchentlich geben. bis zur Besserung. Die äußeren Geschlechtsteile 1-2 mal täglich mit Silberwasser waschen und spülen.
Vorbeugung: Strikte Hygiene beim Deckakt bei Stute und Hengste eingehalten. Einmalhandschuhe verwenden, diese nach jedem Pferd wechseln, saubere und sterile Instrumente.

Gebärmutterentzündung

Ursache: Klebsiella Staphylokokken, Streptokokken, Escherichia Coli u/o *Pseudomonas*, Bakterien
Übertragung: Vorkommen: Magen-Darmtrakt, Boden, Gewässer, Getreide. Dringen von außen in die Gebärmutter ein.
Symptome: ähnlich der ansteckenden → Gebärmutterentzündung, nur durch genaue Erregerbestimmung zu unterscheiden

bei Verdacht: Unbedingt sofort Tierarzt hinzuziehen
Anwendung: Ggf. parallel zur tierärztlichen Therapie und zur Stärkung des Immunsystems 1-2 mal täglich 0,25 - 1ml/Kg kolloidales Silber unverdünnt eingeben, bis sich die Symptome bessern. Dann die Dosis 1-2 mal wöchentlich geben, bis zur Besserung. Zusätzlich 1-2 mal täglich die Klitoris gründlich waschen oder spülen.
Vorbeugung: Allgemeine Hygiene halten. Feuchte, verunreinigte, faulige und schlammige Untergründe und Einstreu vermeiden.

Fohlenlähme

Ursache: Streptococcus equi zooepidemicus Bakterien, im Zusammenhang mit fehlenden mütterlichen Antikörpern, die normalerweise mit dem Kolostrum (die erste Muttermilch) aufgenommen werden. Betrifft Neugeborene und Fohlen bis zur vierten Woche, vorwiegend verwaiste oder nicht angenommene, die keine oder nicht genug Muttermilch bekommen haben
Übertragung: Vor der Geburt gibt es zwei möglich Infektionswege: die Bakterien gelangen von außen in die Gebärmutter der trächtigen Stute, meist im Zusammenhang mit einer → Gebärmutterentzündung und dann über die Eihäute in den Embryo oder die Bakterien gelangen über Nabelschnur und Plazenta in den Embryo. Während der Geburt: Häufig im Zusammenhang mit einer Scheidenentzündung der Stute kann sich das Fohlen infizieren, wenn der Geburtsweg mit Bakterien besiedeltet ist. Nach der Geburt: Infektion mit Bakterien aus der Umgebung über den noch nicht verheilten Nabel, über die Nasen- und Maulschleimhäute und die Augen des Fohlens.
Symptome: Saugunlust, Fieber, Gelenkschmerzen, steht nicht auf **bei Verdacht:** Unbedingt sofort Tierarzt hinzuziehen! Akute Lebensgefahr!
Anwendung: Ggf. parallel zur tierärztlichen Therapie, zur Stärkung des Immunsystems 1-3 mal täglich 0,25 - 1ml/Kg kolloidales Silber unverdünnt eingeben, bis sich die Symptome bessern. Dann die Dosis 1 mal täglich geben, bis zur Genesung. Zusätzlich 1-2 mal täglich Maul, Augen, Nüstern und Nabel gründlich waschen oder besprühen.
Vorbeugung: Lassen Sie die Stute 4-6 Wochen vor der Geburt kontrollieren und impfen. Halten Sie konsequent Stallhygiene, bereiten Sie am besten eine spezielle Abfohlbox vor. Halten Sie während und nach der Geburt besonders den Nabel des Neugeborenen sauber, berühren Sie ihn nicht unnötig und wenn dann nur mit sauberen Händen oder Hygienehandschuhen. Halten Sie Fohlen an den ersten Lebensstunden unter Beobachtung. Wichtig ist, dass das Fohlen Muttermilch bekommt. Sollte die Stute das Fohlen nicht annehmen oder säugen können, besorgen Sie Stutenmilch von einer anderen Stute oder von Ihrem Tierarzt. Messen Sie regelmäßig Fieber, insbesondere wenn

ein Fohlen auffällig ruhig ist. Bei Verdacht wird Ihr Tierarzt 12 – 16 Stunden nach der Geburt eine Antikörperkontrolle machen.

Durchfall

Ursache: Streptokokken, Enterokokken, Staphylokokken (Bakterien); Candidias (Pilze); Futterumstellung, Futterunverträglichkeit, Begleitsymptom verschiedener Infektionserkrankungen
Symptome: → alle Tiere
Anwendung: → alle Tiere

Erkältung, Schnupfen

→ alle Tiere

Pferdegrippe

Ursache: Influenza-A-Virus Subtyp A/H3N8 und A/H7N7
Übertragung: Tröpfcheninfektion über die Luft
Symptome: Appetitlosigkeit, Apathie, Augen- und Nasenausfluss, starker Husten mit regelrechten Hustenanfällen, hohes Fieber bis über 40°C, oft in Schüben, bis hin zur Lungenentzündung. Meist sind mehrere Tiere in einem Stall betroffen, bei tragenden Stuten sind Fehlgeburten möglich. Spätfolgen: Dämpfigkeit, Herzmuskelentzündung
bei Verdacht: Unbedingt sofort Tierarzt hinzuziehen!
Anwendung: Ggf. parallel zur tierärztlichen Therapie, zur Stärkung des Immunsystems und zur Vermeidung von Sekundärinfektionen 1-3 mal täglich 0,25 - 1ml/Kg kolloidales Silber unverdünnt eingeben, bis sich die Symptome bessern. Dann die Dosis 1 mal täglich geben, bis zur Ausheilung. Zusätzlich 1-2 mal täglich verklebte Augen und Nüstern waschen oder besprühen.
weitere Hinweise: Erkrankte Tiere isolieren, mit einer Decke, ggf. auch mit Rotlicht warm halten. Schaffen Sie gute Haltungsbedingungen und schonen Sie das Pferd mindestens sechs Wochen, so dass die Infektion richtig ausheilen kann. Ansonsten können ernsthafte Erkrankungen wie Hufrehe, Rachen- oder sogar Lungenentzündung die Folge sein. Nach überstandener Infektion desinfizieren Sie sorgfältig den ganzen Stall.
Vorbeugung: Impfung. Bei Turnierpferden Pflicht. Zur Stärkung des Immunsystems, vorbeugend bei erhöhter Infektionsgefahr und Tieren, die Kontakt zu infizierten hatten, 4-6 Wochen lang 2-3 mal wöchentlich 0,25-1ml/Kg unverdünnt eingeben oder 20-40ml/1L zum täglichen Trinkwasser.

Dämpfigkeit, Lungenemphysem

Ursache: nicht oder nicht rechtzeitig behandelte Erkrankung der

Atemwege, falsches Eindecken im Winter

Symptome: schwere unregelmäßige Atmung bereits bei leichter Anstrengung, trockener Husten ohne Auswurf, Einkerbung zwischen letztem Rippenbogen und Bauchmuskel sog. Dampfrinne, später verminderte Leistungsfähigkeit

bei Verdacht: Unbedingt Tierarzt hinzuziehen!

Anwendung: Ggf. parallel zur tierärztlichen Therapie, zur Stärkung des Immunsystems und zur Vermeidung von Sekundärinfektionen 1-3 mal täglich 0,25 - 1ml/Kg kolloidales Silber unverdünnt eingeben, bis sich die Symptome bessern. Dann die Dosis 4-6 Wochen lang 1 mal täglich geben.

weitere Hinweise: Dämpfigkeit ist bis heute nicht vollständig heilbar. Entsprechenden Arzneimittel können jedoch die Symptome mildern. Die Leistungsfähigkeit bleibt aber lebenslang eingeschränkt.

Vorbeugung: Erkältungen und Unterkühlung vermeiden, jede Anzeichen von Husten untersuchen und behandeln lassen. Richtige Wintereindeckung wählen. Zur Stärkung des Immunsystems und vorbeugend bei erhöhter Infektionsgefahr von Erkältungskrankheiten, 4-6 Wochen lang 2-3 mal wöchentlich 0,25-1ml/Kg unverdünnt eingeben oder täglich 20-40ml/1L zum Trinkwasser. Vitaminreiche Ernährung. Längeres Stehen in Regen, Kälte und Zugluft vermeiden. Nass geschwitzte Pferde trocken reiten, trocken reiben oder zudecken und vor Regen, Kälte und Zugluft schützen.

Druse

Ursache: Streptococcus equi, Bakterien

Übertragung: Tröpfcheninfektion über Nasensekret und austretenden Eiter, Hustenauswurf, aber auch Kleidung, Hände, Zubehör, Stallinventar, sehr ansteckend und schmerzhaft

Symptome: schleimig eitriger, gelb-grüner Nasenausfluss, Husten, Fieber, Vereiterung der Kehllymphknoten, Schwellung der Lymphknoten bis hin zur Atemnot, evtl. Vereiterung des Luftsacks, u.U. auch Lungenentzündung, Kopf und Hals auffallend gestreckt haltend, kann unbehandelt zum Tod führen

bei Verdacht: Unbedingt Tierarzt hinzuziehen und Schmerzen behandeln lassen.

Anwendung: Die durch den Tierarzt (!) eröffneten Lymphknoten offen halten und zur Desinfektion täglich mit kolloidalem Silber ausspülen bis die Infektion ausgeheilt ist. Zur Stärkung des Immunsystems und vorbeugend bei erhöhter Infektionsgefahr von Erkältungskrankheiten, 4-6 Wochen lang 2-3 mal wöchentlich 0,25-1ml/Kg unverdünnt eingeben oder täglich 20-40ml/1L zum Trinkwasser.

weitere Hinweise: Infizierte Tiere für mindestens 6 – 8 Wochen isoliert

halten. Erst wenn die Erregerfreiheit nachgewiesen ist, wieder zur Herde lassen. Außerdem strengste Hygiene halten, gesamten Stall und sämtliches Zubehör gründlich desinfizieren.
Vorbeugung: Impfung.

Luftsackmykose

Ursache: Aspergillus fumigatus, Schimmelpilz
Übertragung: Eindringen der Pilzsporen durch die Atemwege
Symptome: kann zum Platzen der inneren Halsschlagader und damit zum Verbluten führen
bei Verdacht: unbedingt Tierarzt hinzuziehen!
Anwendung: Ggf. parallel zur tierärztlichen Therapie, zur Stärkung des Immunsystems 1-2 mal täglich 0,25 - 1ml/Kg kolloidales Silber unverdünnt eingeben, bis sich die Symptome bessern. Dann die Dosis 1-2 mal wöchentlich geben, bis zur Genesung.
weitere Hinweise: Stellen Sie außerdem ggf. Immunsystem schwächende Faktoren wie Stress, Einsamkeit, Lichtmangel, Frischluftmangel, Unter- oder Fehlernährung, zu viel Training ab. Desinfizieren Sie außerdem den Stall und verhindern Sie Schimmelbildung. Desinfizieren Sie auch sämtliches Zubehör, Futterbehälter, Spielzeuge, insbesondere alle Textilien und alles aus Holz. Gehen Sie dabei gründlich vor und reinigen Sie besonders Ecken, Winkel und Ritze. Lassen Sie alles gut lüften und austrocknen. Achten Sie stets auf ausgeglichene Luftfeuchtigkeit, gute Belüftung und Belichtung im Stall.
Vorbeugung: Hygiene halten, vitaminreiche Ernährung, viel Bewegung an der frischen Luft.

Luftsackempysem

Ursache: Staphylokokken, Bakterien
Symptome: Eiteransammlung meist infolge von → Druse
bei Verdacht: unbedingt Tierarzt hinzuziehen!
Anwendung: Ggf. parallel zur tierärztlichen Therapie, zur Stärkung des Immunsystems 1-2 mal täglich 0,25 - 1ml/Kg kolloidales Silber unverdünnt eingeben, bis sich die Symptome bessern. Dann die Dosis 1-2 mal wöchentlich geben, bis zur Genesung.
weitere Hinweise: Halten Sie eventuell infizierte Tiere für zunächst isoliert. Erst wenn ein Erreger bestimmt wurde und Ansteckungen ausgeschlossen sind, wieder zur Herde lassen. Außerdem Hygiene halten, Stall und Zubehör regelmäßig desinfizieren
Vorbeugung: Impfung gegen → Druse.

Rotz

Ursache: Burkholderia mallei, Bakterien anzeigepflichtig!
Übertragung: oral, Hautkontakt, Tröpfcheninfektion über die Luft, mit Speichel und Nasensekret, Kontakt mit infektiösen Körperausscheidungen, verunreinigte Futter- und Wasserbehälter. Kann Menschen und andere Säugetiere infizieren.
Symptome: hohes Fieber, erst einseitiger Nasenausfluss dann beidseitig, geschwollene Kehlgangslymphknoten, Belag, Knoten und Geschwüre an den Schleimhäuten der Atemwege; bei Lungenrotz: Knoten und Geschwüre in der Lunge; bei chronischem Rotz: Fieberschübe, Atembeschwerden, Husten, geschwollene Kehlgangslymphknoten, Rotznarben, auffallende Verdickung der Lymphgefäße, die wie „dicke Würmer" unter der Haut aussehen.
bei Verdacht: unbedingt Tierarzt hinzuziehen!
bei Ausbruch: Behandlung verboten, infizierte Tiere müssen getötet werden.
Vorbeugung: Impfung nicht möglich. Import nur aus Erreger freien Gebieten erlaubt.

Pseudorotz, Melioidose

Ursache: Burkholderia pseudomallei, Bakterien
Übertragung: Infizierter Boden und Wasser, Eindringen des Erregers über kleine Verletzungen
Symptome: Abszesse, Lungenabszesse, Lungenentzündung, Flüssigkeitsansammlungen zwischen Lungenfell und Rippenfell; bei chronischem Verlauf Abszesse an inneren Organen, Muskulatur und Haut
bei Verdacht: Keine Eigenbehandlung. Unbedingt Tierarzt hinzuziehen!
Anwendung: Ggf. parallel zur tierärztlichen Therapie (evtl. intravenöse Antibiotika-Gaben), zur Stärkung des Immunsystems 2-3 mal täglich 0,25 - 2ml/Kg kolloidales Silber unverdünnt eingeben, bis sich die Symptome bessern. Dann die Dosis 3-5 mal wöchentlich geben, bis zur Genesung.
weitere Hinweise: Der Erreger wird unter 11°C inaktiv. Er kommt vorwiegend in wärmeren Ländern vor und ist in Mitteleuropa eher selten.

Pferdeherpes

Ursache 1: Equines Herpes-Virus1 EHV1
Übertragung: Tröpfcheninfektion über die Nase
Symptome: a) Rhinopneumonitis, Entzündung der Atemwege mit Husten, Augen- und Nasenausfluss, hohes Fieber, vorübergehende Verminderung der Lymphozyten und der weißen Blutkörperchen, oft

bakterielle Sekundärinfektionen; b) Aborte bei trächtigen Stuten zwischen 7. und 11. Monat der Trächtigkeit oder Geburt sehr schwacher Fohlen, die oft kurze Zeit später sterben; c) sehr selten: Lähmungen der Hinterbeine infolge einer Entzündung des Rückenmarks

Vorbeugung: Impfung, erkrankte Tiere isolieren, nach Kontakt mit infizierten Tieren keine anderen Ställe betreten

Ursache 2: Equines Herpes-Virus2 EHV2

Übertragung: direkter Kontakt zu infizierten Tieren

Symptome: Binde- und Hornhautentzündung, Entzündung der oberen Luftwege

Ursache 3: Eqines Herpes-Virus3 EHV3, anzeigepflichtig!

Übertragung: beim Decken

Symptome: Pusteln, Bläschen und/oder Erosionen am Penis und Vorhaut, bei Stuten am Scheidenvorhof

bei Verdacht: unbedingt Tierarzt hinzuziehen!

Anwendung: Ggf. parallel zur tierärztlichen Therapie, zur Stärkung des Immunsystems 1-3mal täglich 0,25 - 1ml/Kg kolloidales Silber unverdünnt eingeben, bis sich die Symptome bessern. Dann die Dosis 2-4 mal wöchentlich, bis zur Genesung. Äußerlich betroffene Stellen täglich mehrmals gründlich besprühen.

weitere Hinweise: Infizierte, auch genesene Tiere bleiben lebenslang Überträger, die Sie unbedingt von der Zucht ausschließen sollten.

Borreliose

Ursache: Borellia Burgdorferi, Bakterien

Übertragung: blutsaugende Insekten hauptsächlich Zecken, seltener Mücken und Bremsen

Symptome: mehrere Stadien, meist beginnend mit grippeähnlichen Symptomen: 1.Stadium: Hautausschlag, lokale Infektion rund um den Zeckenbiss; 2.Stadium: nach etwa 4 bis 16 Wochen erneut grippeähnliche Symptome mit Gelenkschmerzen, Sehstörungen und Herzproblemen; 3.Stadium: mehrfach wiederkehrende Schübe neurologischer Störungen, Gelenkschmerzen, Herzprobleme, Gefäßentzündungen, chronische Müdigkeit; dazwischen monate- bis jahrelange symptomfreie Phasen

bei Verdacht: unbedingt Tierarzt hinzuziehen!

Anwendung: Ggf. parallel zur tierärztlichen Therapie, zur Stärkung des Immunsystems und zur Vermeidung von Sekundärinfektionen kolloidales Silber in Kuren zu je 4-6 Wochen 1-3 mal täglich 0,25 - 1ml/Kg unverdünnt eingeben. Wenn sich die Symptome bessern, die Kur nach Pause von je etwa 3-4 Wochen wiederholen.

Vorbeugung: Impfung noch nicht möglich, Zeckenbisse zu gut wie möglich vermeiden, festgebissene Zecken möglichst innerhalb der ersten 24 Stunden entfernen. Beim Entfernen den Körper der Zecke nicht quetschen. Bissstelle mit kolloidalem Silber desinfizieren.

Botulismus

Ursache: Clostridium botulinum, Bakterien anzeigepflichtig!
Übertragung: mit verdorbenem Fleisch oder Kadaver verunreinigtes Futter, in Silage geratene Kadaver, mit Geflügeleinstreu und -kadavern gedüngte Weiden, nicht ansteckend von Tier zu Tier
Symptome: a) typische Form: generell tödlich, Lähmungen am Kopf, Zunge heraushängen lassen, Kau- und Schluckbeschwerden, starker Speichelfluss, später Ausbreitung der Lähmungen auf den ganzen Körper, Festliegen, Schwäche, plötzlicher Tod durch Atemstillstand, Dehydration oder Festliegen;
b) atypische Form: Verlauf weniger heftig und langsamer, viel liegen, Schwierigkeiten beim Aufstehen, allmählich beginnende Lähmungen, durch Schluckstörungen bedingter Austritt von Futter und Wasser aus Maul und Nase, später schleichende Abmagerung und Siechtum, Selbstausheilung möglich
bei Verdacht: Akute Lebensgefahr! Unbedingt sofort Tierarzt hinzuziehen!
Anwendung: Botulismus ist keine ansteckende Infektion sondern eine Vergiftung mit akuter Lebensgefahr. Parallel zur tierärztlichen Therapie können Sie kolloidales Silber eingeben. Eine generell gültige Dosierung gibt es in solchen Fällen nicht. Geben Sie zunächst eine eher hohe Dosis von mindestens 2ml/Kg alle 2-3 Stunden. Achten Sie beim Eingeben unbedingt darauf, dass es auf Grund von Schluckbeschwerden und Lähmungen im Bereich der Zunge nicht zum Verschlucken kommt und Flüssigkeit in die Atemwege gerät. Wenn eine Besserung eintritt, senken Sie die Dosis auf 1-2 Gaben täglich, bis zur Genesung.
Vorbeugung: Impfung in Deutschland nur mit Sondergenehmigung. Strenge Hygiene beim Futter, unbedingt selbst kleinste Kadaver in der Silage und in der Weide- und Wirtschaftsdüngung vermeiden.

Tetanus, Wundstarrkrampf

Ursache: Clostridium tetani, Bakterien
Übertragung: durch Eindringen in eine Wunde
Symptome: Unruhe, Gliederzittern, Ermüdung, Muskelschmerzen, Schweißausbrüche, Verkrampfungen an Maul und Gesicht, schmerzhafte Überstreckung der Rückenmuskulatur, Muskelkrämpfe in Gliedmaßen, Kehlkopf, Zwerchfell, schließlich Tod durch Ersticken
bei Verdacht: Unbedingt sofort Tierarzt hinzuziehen!

Anwendung: Die Eintrittsstelle täglich mehrmals gründlich besprühen. Wenn nötig und möglich, eine gut mit kolloidalem Silber getränkte Kompresse auflegen, mit Mull polstern und mit Verband fixieren. Den Verband täglich kontrollieren und mindestens ein mal täglich wechseln, bis die Verletzung vollständig abgeheilt ist. Zur Stärkung des Immunsystems zusätzlich 4-6 Wochen lang 2-5 mal wöchentlich 0,25-1ml/Kg unverdünnt eingeben.
Vorbeugung: Regelmäßige Impfung, Verletzungen desinfizieren

Anhang

§ 7 Anzeigepflichtige Nachweise von Krankheitserregern

§7 des IfSG (Infektionsschutzgesetz) listet alle anzeigepflichtigen Krankheitserreger auf. Diese Krankheiten dürfen nicht selbst behandelt werden. Bei Verdacht auf einen dieser Erreger gehen Sie unverzüglich zu Ihrem Tierarzt.

(1) Namentlich ist bei folgenden Krankheitserregern, soweit nicht anders bestimmt, der direkte oder indirekte Nachweis anzuzeigen, soweit die Nachweise auf eine akute Infektion hinweisen:

1. Adenoviren; (= Schnupfenerreger) Meldepflicht nur für den direkten Nachweis im Konjunktivalabstrich (= Probeentnahme aus dem Auge)
2. Bacillus anthracis (= Milzbrand)
3. Bordetella pertussis (= Keuchhusten), Bordetella parapertussis (= Keuchhustenähnliche Erkankung)
4. Borrelia recurrentis (= Läuserückfallfieber)
5. Brucella sp. (= Brucellose)
6. Campylobacter sp. (= Durchfallerreger), darmpathogen
7. Chlamydia psittaci (= Ornithose, Psittacose, Papageienkrankheit)
8. Clostridium botulinum oder Toxinnachweis (= Botulismus, Futtermittelvergiftung durch Kadaver im Futter)
9. Corynebacterium diphtheriae, Toxin bildend (= Diphtherie)
10. Coxiella burnetii (= Q-Fieber; Übertragung durch Zecken über Hunde, Katzen und Schafe auf Menschen)
11. humanpathogene Cryptosporidium sp. (= Kryptosporidiose, Übertragung über verunreinigtes Trinkwasser, betr. auch Reptilien)
12. Ebolavirus
13. a) Escherichia coli, enterohämorrhagische Stämme (EHEC)
    b) Escherichia coli, sonstige darmpathogene Stämme
14. Francisella tularensis (= Tularämie, auch Hasenpest, betr. vorwiegend Nager, Übertragung u.a. über blutsaugende Parasiten, auf Menschen übertragbar)
15. FSME-Virus, (= Frühsommer-Meningoenzephalitis, Übertragung durch Zecken und Rohmilch infizierter Tiere))
16. Gelbfiebervirus
17. Giardia lamblia (= Giardien, betr. Menschen, Hunde, Katzen, Amphibien, Reptilien und Vögel. Übertragung durch kontaminiertes Oberflächenwasser)
18. Haemophilus influenzae; Meldepflicht nur für den direkten Nachweis aus Liquor oder Blut (= lebt ausschließlich in den Schleimhäuten des Menschen, vor allem in den Atemwegen und verursacht hier

Bronchitis, Lungenentzündungen u.ä., Tröpfcheninfektion)
19. Hantaviren (= Hanta-Fieber, schwere Lungenerkrankungen, akutes Nierenversagen, mit Blutungen verbundene Fiebererkrankungen, Übertragung über Kot und Urin infizierter Nager im Stallstaub, vorwiegend über Mäuse und Ratten, die selbst nicht erkranken)
20. Hepatitis-A-Virus (= Entzündung der Leber)
21. Hepatitis-B-Virus
22. Hepatitis-C-Virus; Meldepflicht für alle Nachweise, soweit nicht bekannt ist, dass eine chronische Infektion vorliegt
23. Hepatitis-D-Virus
24. Hepatitis-E-Virus
25. Influenzaviren; Meldepflicht nur für den direkten Nachweis (= Influenza, echte Grippe)
26. Lassavirus (= Lassa-Fieber)
27. Legionella sp. (= Legionärskrankheit, weltweit in Erdboden und Gewässern, Übertragung auf den Menschen über Warmwasser-leitungen mit nicht ausreichend erhitztem Wasser (< 70 °C), Kühlwasser und Klimaanlagen.
28. humanpathogene Leptospira sp. (= Leptospirose, Übertragung über den Urin infizierter Säugetiere wie Ratten, Hunde, Mäuse, durch kleine Hautverletzungen oder über die Schleimhaut Übertragung auf Mensch möglich)
29. Listeria monocytogenes (= Listeriose); Meldepflicht nur für den direkten Nachweis aus Blut, Liquor oder anderen normalerweise sterilen Substraten sowie aus Abstrichen von Neugeborenen
30. Marburgvirus
31. Masernvirus
32. Mumpsvirus
33. Mycobacterium leprae (Lepra)
34. Mycobacterium tuberculosis/africanum, Mycobacterium bovis; Meldepflicht für den direkten Erregernachweis sowie nachfolgend für das Ergebnis der Resistenzbestimmung; vorab auch für den Nachweis säurefester Stäbchen im Sputum (= Tuberkulose, Rinder-Tuberkulose)
35. Neisseria meningitidis; Meldepflicht nur für den direkten Nachweis aus Liquor, Blut, hämorrhagischen Hautinfiltraten oder anderen normalerweise sterilen Substraten (= Tripper, Gonorrhoe)
36. Norwalk-ähnliches Virus; Meldepflicht nur für den direkten Nachweis aus Stuhl (= Noro-Virus, Magen-Darm-Entzündung)
37. Poliovirus (= Kinderlähmung)
38. Rabiesvirus (= Tollwut)
39. Rickettsia prowazekii (= Fleckfieber, Übertragung über Läuse, Milben, Zecken, Flöhe)

40. Rotavirus (= Rota-Infektion, Erbrechen, Fieber, Durchfall, betr. auch Kälber, Übertragung meist oral über Fäkalien)
41. Rubellavirus (= Röteln)
42. Salmonella Paratyphi; Meldepflicht für alle direkten Nachweise (= Salmonellen)
43. Salmonella Typhi; Meldepflicht für alle direkten Nachweise (= Salmonellen)
44. Salmonella, sonstige (= Salmonellen)
45. Shigella sp. (= Bakterienruhr)
46. Trichinella spiralis (= Trichinen, Fadenwürmer)
47. Varizella-Zoster-Virus (= Erreger der Windpocken und Gürtelrose)
48. Vibrio cholerae (= Bakterium, Erreger der Cholera) O 1 und O 139 (=Bezeichnung der Serogruppen, in die die Cholera-Erreger unterteilt werden)
49. Yersinia enterocolitica, darmpathogen (= enteralen Yersiniose)
50. Yersinia pestis (= Erreger der Lungen- und Beulenpest)
51. andere Erreger hämorrhagischer (= blutend) Fieber.

Die Meldung nach Satz 1 hat gemäß § 8 Abs. 1 Nr. 2, 3, 4 und Abs. 4, § 9 Abs. 1, 2, 3 Satz 1 oder 3 zu erfolgen. (2) Namentlich sind in dieser Vorschrift nicht genannte Krankheitserreger zu melden, soweit deren örtliche und zeitliche Häufung auf eine schwerwiegende Gefahr für die Allgemeinheit hinweist. Die Meldung nach Satz 1 hat gemäß § 8 Abs. 1 Nr. 2, 3 und Abs. 4, § 9 Abs. 2, 3 Satz 1 oder 3 zu erfolgen. (3) Nicht namentlich ist bei folgenden Krankheitserregern der direkte oder indirekte Nachweis zu melden: 1. Treponema pallidum (= Bakterium, Erreger der Syphilis) 2. HIV 3. Echinococcus sp. (= Bandwürmer) 4. Plasmodium sp. (= einzellige Parasiten, z.B. Erreger der Malaria) 5. Toxoplasma gondii (= Toxoplasmose) Meldepflicht nur bei konnatalen (= angeboren) Infektionen, Übertragung durch Katzenkot und halb rohes Fleisch Die Meldung nach Satz 1 hat gemäß § 8 Abs. 1 Nr. 2, 3 und Abs. 4, § 10 Abs. 1 Satz 1, Abs. 3, 4 Satz 1 zu erfolgen.

Liste der anzeigepflichtigen Tierseuchen

Das Tierseuchengesetz, kurz TierSG, regelt die Bekämpfung von Tierseuchen. Dazu gehören Infektionskrankheiten an denen Tiere erkranken und die sog. Zoonosen, das sind Infektionen, die von Tieren auf Menschen und umgekehrt übertragen werden können. Des weiteren definiert es u.a. die Begriffe "Haustier", Vieh" und "Fische" im Sinne des TierSG. Die Auflistung der TierseuchenAnzeigeVerordnung, kurz TierSeuchAnzV, nennt in alphabetischer Reihenfolge alle in Deutschland und Europa anzeigepflichtigen Infektionserkrankungen.

§ 1 Anzeigepflichtige Tierseuchen

Folgende Tierseuchen sind anzeigepflichtig:

1. Affenpocken
1a. Afrikanische Pferdepest
2. Afrikanische Schweinepest
2a. Amerikanische Faulbrut
3. Ansteckende Blutarmut der Einhufer
3a. Ansteckende Blutarmut der Lachse
4. (weggefallen)
5. Aujeszkysche Krankheit bei Hausrindern und Hausschweinen
5a. Befall mit dem Kleinen Bienenbeutenkäfer
   (Aethina tumida)
5b. Befall mit der Tropilaelaps-Milbe
6. Beschälseuche der Pferde
7. Blauzungenkrankheit
8. Bovine Herpesvirus Typ 1-Infektion (alle Formen)
8a. Bovine Virus Diarrhoe
9. Brucellose der Rinder, Schweine, Schafe und Ziegen
9a. Ebola-Virus-Infektion
9b. Epizootische Hämorrhagie der Hirsche
9c. Epizootische Hämatopoetische Nekrose
9d. (weggefallen)
10. Enzootische Leukose der Rinder
11. Geflügelpest
12. Infektion mit Bonamia exitiosa
12a.Infektion mit Bonamia ostreae
12b.Infektion mit Marteilia refringens
12c.Infektion mit Microcytos mackini
12d.Infektion mit Perkinsus marinus
12e.Infektion mit dem West-Nil-Virus bei einem Vogel oder Pferd
12f. Infektiöse Epididymitis
13. Infektiöse Hämatopoetische Nekrose der Salmoniden
14. Koi Herpesvirus-Infektion der Karpfen
15. Lumpy-skin-Krankheit (Dermatitis nodularis)
16. Lungenseuche der Rinder
17. Maul- und Klauenseuche
18. (weggefallen)
19. Milzbrand,
20. Newcastle-Krankheit,
20a.Niedrigpathogene aviäre Influenza bei einem gehaltenen Vogel
21. Pest der kleinen Wiederkäuer
21a.Pferdeenzephalomyelitis (alle Formen)
22. Pockenseuche der Schafe und Ziegen

23. (weggefallen)
24. Rauschbrand
25. Rifttal-Fieber
26. Rinderpest
27. Rotz
28. Salmonellose der Rinder
29. Schweinepest
30. (weggefallen)
31. (weggefallen)
32. Stomatitis vesicularis
32a.Taura-Syndrom
33. Tollwut
34. Transmissible Spongiforme Enzephalopathie (alle Formen)
35. Trichomonadenseuche der Rinder
36. Tuberkulose der Rinder
    (Mykobakterium bovis und Mykobakterium caprae)
37. Vesikuläre Schweinekrankheit
38. Vibrionenseuche der Rinder
39. Virale Hämorrhagische Septikämie der Salmoniden
40. Weißpünktchenkrankheit der Krebstiere
41. Yellowhead Disease

Fragebogen

Um die beschriebenen Anwendungsmöglichkeiten zu vervollständigen, freuen wir uns auf Ihren Bericht. Wir forschen ständig weiter. Bitte lassen Sie auch andere Tierfreunde von Ihren Erfahrungen mit kolloidalem Silber profitieren. Beantworten Sie uns kurz die folgenden Fragen, gern auch per Email an: evagockel@web.de

Tierart:_____
Alter des Tiers:_____
Art der Erkrankung:_____
Kolloidales Silber
Mit Tierarzt abgesprochen?:_____
Parallel verwendete Mittel:_____
Welche Konzentration?:_____ppm
Wie viel?:_____ml
Wie oft täglich?:_____
Wie lange?:_____
Besserung sichtbar?:_____
Wenn ja, in welchem Zeitraum?:_____
Genesung?:_____
Wenn ja, in welchem Zeitraum?:_____
Tipps zur Anwendung:_____
Weitere Hinweise:_____
Unerwartete Beobachtungen:_____
Würden Sie kolloidales Silber wieder verwenden?:_____

Ich bin damit einverstanden, das mein Erfahrungsbericht anonym ausgewertet und ganz oder teilweise zur Vervollständigung der nachfolgenden Auflagen dieses Buches verwendet werden darf. Autor und Verlag bedanken sich schon jetzt für jeden eingesendeten Erfahrungsbericht.

Häufige Fragen

Was ist Kolloidales Silber?

Kolloidales Silber ist ein alternatives Pflegemittel mit antiseptischer und desinfizierender Wirkung. Fast alle bekannten krankheitserregende, Fäulnis und Gerüche bildende Bakterien, krankheitserregende Viren und einzellige Pilze reagieren von Natur aus empfindlich bis sehr empfindlich auf Silber. Deshalb kann man mit kolloidalem Silber zum einen Flächen und Gegenstände desinfizieren und zum anderen äußerliche und innerliche Infektionen an Lebewesen behandeln.

Woraus besteht Kolloidales Silber?

Der wirksame Bestandteil ist elementares Silber in kolloidaler Form. Sonstiger, einzig weiterer Bestandteil ist spezielles destilliertes Wasser.

Was heißt "elementares Silber"?

"Elementares Silber" ist Silber in höchst möglicher Reinheit von 99,99%. Silber, das z.B. für Schmuck oder Münzen gebraucht wird, ist nie nur Silber. Schmucksilber hat immer Beimischungen von anderen Metallen. Das Silber, das zur Herstellung von Kolloiden gebraucht wird, ist reines Silber, in dem keine anderen Metalle enthalten sind.

Was heißt "Kolloid" und "kolloidal"?

"Kolloidal" ist die Bezeichnung für den Größenbereich zwischen Mikro und Nano. Man beschreibt damit die Größe eines etwa 15-20 Atome kleinen Partikels. Die in kolloidalem Silber enthaltenen Silberpartikel sind auf Grund ihrer Größe "Kolloide".

Warum spezielles destilliertes Wasser?

Die Silberpartikel haben, bedingt durch ihre positive elektrische Ladung, das Bestreben, Verbindungen mit anderen Partikeln einzugehen, ähnlich wie sich verschieden polige Magneten anziehen. In normalem Leitungs- wasser, in Quell- oder Mineralwasser sind immer mikro- feinste Teilchen anderer Stoffe enthalten, z.B. Salze, Chlor, Mineralien. Damit würde sich das Silber verbinden und nicht nur einen erheblichen Teil seiner Wirkung verlieren. Dabei würden unerwünschte Silber-Verbindungen entstehen, die sich im Körper ablagern und anreichern können. Würde man kollo- idales Silber mit solchem Wasser herstellen, wäre das trüb, hätte gelb- liche Verfärbungen u./o. die Silberverbindungen würden sich als dunkler Belag am Flaschenboden absetzen. Destilliertes Wasser für technische Zwecke, meist in Baumärkten erhältlich, ist auch nicht geeignet. Das destillierte Wasser, das zur Herstellung verwendet wird, ist zu 100% rein und enthält keine anderen Stoffe. Verwendet wird dafür nur Wasser, das über eine Apotheke oder von einem Pharmazulieferer bezogen wird. Nur so ist der Erhalt reiner Silberkolloide gewährleistet und die Bildung unerwünschter Silberverbindungen ausgeschlossen. Gutes Silberwasser ist bis in die höchsten Konzentrationen glasklar und nahezu farblos.

Was bedeutet "ppm"?

ppm ist eine Maßeinheit, mit der die Menge der in Flüssigkeiten enthaltene Kolloide gemessen wird. ppm ist die Abkürzung der englischen Bezeichnung „parts per million", zu deutsch: Teile pro Millionen (ähnlich wie: pro Mille = Teile pro 1000 oder pro Cent = Teile pro 100). 1ppm = 1 Teil Silber in einer Millionen Teile Wasser. 25ppm = 25 Teile Silber in einer Millionen Teile Wasser. Je höher der ppm-Wert, desto mehr Silber ist im Wasser enthalten.

Wie wirkt Kolloidales Silber?

Kolloidales Silber hat zwei wichtige Eigenschaften: die Kleinheit der Silberpartikel und deren positive elektrische Ladung. Die Kleinheit ermöglicht es dem Silber, Zellwände und Zellmembranen zu durchdringen. Körperzellen sind tausendfach größer als einzellige Keime. Sie werden von den Kolloide spurlos durchdrungen. In Einzeller aber dringen die Silberteilchen ein und zerstören dort lebenswichtige Bestandteile oder hindern diese an ihrer Funktion. Oder sie setzten sich von außen fest an die Keime an. Die genaue Wirkungsweise ist unterschiedlich und hängt von der Art des jeweiligen Keims ab. Die positive elektrische Ladung hat das Bestreben, sich zu neutralisieren. gegenseitig stoßen sich . Mit anderen, negativ geladenen Teilchen aber versuchen sie, sich zu verbinden. Darum lagern sich die Silberteilchen so fest an lebensnotwendige Zellbestandteile der Keime.

Gibt es silberhaltige Produkte in Apotheken?

Ja, es gibt Silber-beschichtete Pflaster, Wundauflagen, Wundpuder und Augentropfen.

Ist Kolloidales Silber ein Medikament?

Kolloidales Silber ist ein Medikament, wenn der jeweilige Hersteller ein arzneimittelrechtliches Zulassungsverfahren durchlaufen hat und die Zulassung erteilt wurde.

Gibt es silberhaltige Medikamente?

Ja, es gibt Augentropfen, die Silbernitrat enthalten und es gibt als Medikament zugelassene Tropfen zur Einnahme, die kolloidales Silber enthalten. Anwendungsbereiche dafür sind Gastritis, Sommerdiarrhoe und Säuglingsdurchfällen. Da es Ethanol enthält, ist es zur Wundbehandlung nicht geeignet.

Was ist eine Erstverschlimmerung?

Es kann vorkommen, dass die Symptome einer Infektion zu Beginn einer Behandlung noch schlimmer werden, insbesondere bei Infektionen mit Bakterien, manchmal auch bei Pilzinfektionen. Meist sind nicht die Einzeller selbst die Ursache für Krankheitsymptome, sondern die in ihnen entstehenden Stoffwechselgifte, die sie ausscheiden. Im Todeskampf produzieren einige noch mehr Gift, das sie dann alles in einem Schub ausschütten. Das verursacht bei einigen Infektionen die sog. Erstverschlimmerung, die auch bei der Behandlung mit chemischen Antibiotika beobachtet wird. Bei entzündeten Verletzungen kann sich das z.B. in einem mehr oder weniger starken Brennen äußern. Bei einer E. Coli - Infektion z.B. kann es in den ersten Stunden zu einer deutlichen Verschlechterung der Symptome kommen. Übelkeit, Schwächegefühl verstärken sich noch. Die Erstverschlimmerung ist ein Zeichen dafür, dass die Erreger auf die Behandlung reagieren. Manche Bakterien schütten dann aber so viel Gift auf einmal aus, das es bei innerlichen Infektionen lebensbedrohlich werden kann. Ein Beispiel dafür sind die 2011 bekannt gewordenen EHEC-Infektionen. Betroffene wurden bewusst nicht mit Antibiotika behandelt, weil diese heftige Reaktion befürchtet wurde. Auch aus diesem Grund sollten Sie bei heftigen akuten Infektionserkrankungen in jedem Fall immer zuerst Ihren Tierarzt aufsuchen.

Gibt es kolloidales Silber als Pulver oder Tabletten?
Nein, das kolloidale Silber, von dem hier die Rede ist, gibt es als Pulver oder Tabletten nicht. Dieses kolloidale Silber ist immer flüssig. Es gibt allerdings ein Produkt, das auch kolloidales Silber genannt wird. Die Zubereitung wird im Arzneimittelbuch beschrieben. Die Methode stammt aus der Zeit, in der das moderne Elektrolyse-verfahren noch nicht bekannt war. Damals wurde Silber in sog. Kolloidmühlen zerkleinert und mit anderen Pulvern vermischt. Bei Bedarf wurde das Pulvergemisch dann in Wasser verrührt. Die Namensgleichheit ist zunächst etwas verwirrend. Das ist aber tatsächlich kein reines kolloidales Silber.

Welche anderen natürlichen Antibiotika gibt es?
Es gibt ein pflanzliches Antibiotikum, das aus den Wurzeln der *pelargonium reniforme,* eine Art wilde Geranie, gewonnen wird. Eine leicht antibiotische Wirkung haben auch einige Lauch-Arten, Holunderbeeren und einige Kräuter.

Stimmt es, dass Silber zwischen krankheitserregenden und lebensnotwendigen Bakterien unterscheiden kann?
Nein, das kann Silber nicht. Es zerstört auch die wichtigen Einzeller, die z.B. auf der Haut oder im Darm leben. Darum macht man Anwendungspausen, damit sich die natürliche Flora (der Haut, Schleimhaut oder im Darm) wieder erholen und neu bilden kann.

Gegen welche Keime wirkt Silber nicht?
Es gibt einige wenige Erreger, die von Natur aus resistent oder nur sehr schwach empfindlich gegen Silber sind: 1.) *Citrobacter Freundii*, gehört zur Magen-Darmflora und verursacht i.d.R. keine Krankheiten; 2.) *Enterobacter Cloacae* (einige Stämme) gehört zur Magen-Darmflora, nur wenige Stämme verursachen Krankheiten, z.B. Harnwegs-, Hirnhaut- und Atemwegsentzündungen; 3.) *Pseudomonas* (einige Stämme) sind sehr flexibel, einige Stämme verursachen Pflanzenkrankheiten, andere

Erkrankungen bei Menschen und Tieren; 4.) *Proteus Mirabilis*, gehört ebenfalls zur Darmflora, verursacht nur bei geschwächtem Immunsystem Harnwegsinfekt, Wundinfektion, Lungenentzündung und Blutvergiftung; 5.) *Lamblien* (= Giardien) (Wirksamkeit umstritten)

Warum soll man kolloidales Silber nicht in der Nähe von elektrischen Geräten lagern?
Elektromagnetische Wellen, die von elektrischen Geräten ausgestrahlt werden, entladen mitunter in kürzester Zeit die positive Ladung der Silberteilchen. Das beeinträchtigt die Wirkung oder macht es sogar völlig unwirksam.

Warum soll man kolloidales Silber nicht mit Metall in Berührung bringen?
Auch der längere Kontakt mit Metall würde die Silberteilchen entladen, so die Wirkung beeinträchtigen oder zerstören.

Warum soll man kolloidales Silber vor Licht schützen?
Lichteinstrahlung beeinträchtigt die Wirksamkeit der Silberkolloide sehr negativ. Durch direktes Sonnenlicht kann die Wirksamkeit sogar innerhalb weniger Stunden völlig verloren gehen. Idealer Aufbewahrungsplatz ist z.B. der Spiegelschrank im Bad oder ein Schrank in einem eher kühlen Raum im Flur, Keller oder Stall.

Warum soll man kolloidales Silber nicht im Kühlschrank aufbewahren?
Im Kühlschrank würden die Silberpartikel miteinander verklumpen und sich als Ausflockung am Boden absetzen. Das würde die Wirkung sofort völlig zerstören.

Wie richt kolloidales Silber?
Kolloidales Silber ist geruchlos und entwickelt keinerlei Dämpfe.

Wie schmeckt kolloidales Silber?
Kolloidales Silber ist fast geschmacksneutral. Es schmeckt etwas fahl bis leicht metallisch. Je nach Geschmacksempfinden hat kolloidales Silber einen leicht bitteren Beigeschmack, der bei höherer Konzentration (ppm) stärker wird. Für Tiere ist kolloidales Silber nahezu geschmacklos. Sie nehmen es in aller Regel ohne Probleme unverdünnt oder mit dem Trinkwasser auf.

Welche Farbe hat kolloidales Silber?
Kolloidales Silber ist bis in die höheren Konzentrationen (ppm) nahezu farblos und klar.
Silberwasser sollte nicht tief gelblich sein. Eine sehr intensive gelb-Färbung deutet auf eine mindere Qualität des verwendeten Wassers oder unsachgemäße Herstellungsweise hin.

Kann man testen, ob auch wirklich kolloidales Silber drin ist und nicht nur einfaches Wasser?
Ja, man kann den sog. Thyndall-Effekt testen. Dazu füllt man das

kolloidale Silber in ein klares Glas. Im abgedunkelten Raum leuchtet man mit einer kleinen Taschenlampe oder einem Laserpointer durch das Glas. Bei normalem Wasser wird der Lichtstrahl unterbrochen, bei kolloidalem Silber setzt sich der Lichtstrahl durch die Flüssigkeit hindurch fort. Das Licht wird von den Silberkolloiden reflektiert, das macht den Lichtstrahl sichtbar.

Wie wird kolloidales Silber angewendet?

Äußerlich wird kolloidales Silber auf- oder eingeträufelt, aufgesprüht oder als getränkte Kompresse ggf. mit Verband aufgelegt. Man kann auch Tücher tränken und damit z.B. verklebte Augen oder Nasen einweichen lassen und auswaschen. Innerlich verwendet man kolloidales Silber möglichst unverdünnt. Die Dosierung richtet sich dabei nach dem Körpergewicht und der Art des Erregers. Zur Behandlung von Pflanzenkrankheiten werden alle Pflanzenteile gründlich besprüht und etwas dem Gießwasser zugegeben. Zur Desinfektion werden kleinere Teile in etwas kolloidalem Silber eingelegt. Flächen und größere Gegenstände werden eingesprüht und dann einfach trocknen gelassen.

Reichert sich das Silber im Körper an?

Nein. Silberkolloide werden vom Körper innerhalb von 2-4 Tagen vollständig wieder ausgeschieden. Anders jedoch Silberverbindungen (Silbersalz, Silberchlorid, Silbersulfid u.ä.). Die können sich im Körper und in der Haut ablagern.

Was passiert, wenn ich meinem Tier aus versehen zu viel zu viel kolloidales Silber gegeben habe?

Es passiert gar nichts. Geben Sie die nächste Dosis einfach wieder normal Man kann kolloidales Silber auch bei kleinen Tieren nicht überdosieren.

Kann kolloidales Silber eine Erkrankung auch verschlimmern ?

Abgesehen von der → Erstverschlimmerung kann kolloidales Silber nicht schaden oder eine Erkrankung verschlimmern.

Gibt es Silber in Lebensmitteln?

Ja, Silber ist als Lebensmittelzusatz unter der Nummer E 174 zugelassen. Vorwiegend in Süßigkeiten, Likören, aber auch in anderen Lebensmitteln wird Silber als Konservierungsmittel oder Farbstoff verwendet.

Belastet Silber die Umwelt?

Nein, Silber ist ein Element, das in der Natur vorkommt. Die von Tieren wieder ausgeschiedenen Mengen sind derart gering, dass sie kaum noch nachzuweisen sind. Die von Menschen wieder ausgeschiedenen Mengen werden in den Kläranlagen zurückgewonnen, in größeren Städten bis zu einem Kilo täglich.

Glossar

Abstrich Entnahme einer Gewebeprobe direkt an der betroffenen Stelle zur Bestimmung eines Erregers im Labor

Allergie Abwehr-Überreaktion auf Grund einer Fehlfunktion des Immunsystems. Der Körper reagiert übertrieben heftig auf Substanzen, die normalerweise nicht giftig oder krankheitserregend sind.

Allergen Stoffe, Materialien, Substanzen, die Allergien auslösen (nicht verursachen).

Antibiotikum Besteht aus den griechischen Wörtern a*nti* = gegen und *bios* = *Leben* mit lateinischer Endung. Es bezeichnet ein Mittel, dass Bakterien bekämpft

Antikörper Spezielle Organe, die als „erworbenes Immunsystem" bezeichnet werden, bilden Fresszellen. Teils „auf Vorrat", meist aber im akuten Infektionsfall, kann der Körper mit Hilfe dieser Organe verschiedene dieser Fresszellen bilden, die dann oft ganz speziell nur zu einem bestimmten Erreger passen. Deshalb können viele Infektionen schon dadurch diagnostiziert werden, wenn man im Blut die entsprechenden Antikörper findet.

Antimykotikum Besteht aus den griechischen Wörtern a*nti* = gegen und *mykes* = Pilz mit lateinischer Endung. Es bezeichnet ein Mittel, das krankheitserregende mikrobe Pilze bekämpft.

Autoimmunerkrankung Eine Autoimmunerkrankung ist eine fehlerhafte Reaktion des Immunsystems gegen körpereigenes Gewebe.

Bovine von: *Bovidae* = Familie der Hornträger; im Zusammenhang mit einer Krankheit: *die Rinder betreffend*

Canide von: *Canidae* = Familie der Hunde; im Zusammenhang mit einer Krankheit: *die Hunde betreffend*

Equine von: *Equidae* = Familie der Pferde; im Zusammenhang mit einer Krankheit: *die Pferde betreffend*

Entzündung Reaktion des Immunsystems auf eine Infektion

Feline von: *Felidae* = Familie der Katzen; im Zusammenhang mit einer Krankheit: *die Katzen betreffend*

hämorrhagisch „mit Blutungen verbunden" Zusatzbezeichnung für eine Erkrankung, die äußerliche oder innere Blutungen verursacht.

Immunantwort Das ist die Reaktion des körpereigenen Abwehrsystems auf eine Infektion.

Immunschwäche, Immundefekt, Immuninkompetenz oder **Immundefizienz** Vorübergehende oder dauerhafte Schwächung der Abwehrfunktion, oft Folge unterschiedlicher Erkrankungen oder angeborener Fehler des Immunsystems

Infektiös „mit aktiven Keimen belastet" Infiziertes Material, Tiere und Menschen, an denen sich gesunde anstecken können.

Inkubationszeit „ausbrüten" Zeitspanne zwischen Ansteckung mit dem Keim und Ausbruch der Krankheit. Hat sich ein Tier infiziert, wird es nicht sofort krank. Je nach Art der Keime zeigen sich die ersten Krankheitssymptome erst nach einigen Stunden oder Tagen. Einige Infektionen zeigen erst nach mehreren Wochen oder sogar Jahren Krankheitsanzeichen. Diesen Zeitraum zwischen Ansteckung und tatsächlichem Ausbruch der Krankheit nennt man Inkubationszeit.

Ion Begriff aus der Atomphysik. Atome besitzen einen bestimmte Anzahl Elektronen. Fehlt eins oder ist eins oder mehrere zu viel, nennt man das Ion. Fehlen Elektronen, ist das Ion positiv geladen und wird Kation genannt. Sind zu viele Elektronen vorhanden, ist das Ion negativ geladen und wird Anion genannt. Silberionen sind positiv geladen und verbinden sich deshalb mit negativ geladenen Ionen anderer Substanzen. Mit Nitrat oder Chlor z.B. verbinden sie sich zu Silbersalzen oder Silberchloriden.

Kolloid Ein Kolloid ist ein Partikel im Größenbereich zwischen „nano" und "mikro".

Kolostrum Die erste Muttermilch, die eine Säugetiermutter an den ersten Tagen nach der Geburt gibt. Das Kolostrum ist für die Immunabwehr des Neugeborenen besonders wichtig, weil es Antikörper enthält, die der junge Körper noch nicht selber bilden kann.

Leitfähigkeit Bezeichnung für die Fähigkeit eines Materials, elektrischen Strom zu leiten. Je schneller und je mehr Strom ein Material transportieren kann, desto höher ist seine Leitfähigkeit.

Mutation spontan auftretende Veränderung im Genom

Nekrose Absterbendes und sich zersetzendes Gewebe am lebenden Tier infolge fehlender Durchblutung. Teils Symptom bestimmter Infektionen, teils folge von Verletzungen oder Tumoren.

Quarantäne „befristete Isolierung potentiell infektiöser Individuen". Sind Tiere infiziert oder besteht der Verdacht, das sie an bestimmten Infektionen erkrankt sind oder Überträger dieser Krankheiten sein könnten, werden sie für einige Zeit von anderen Tieren getrennt und ferngehalten, um die Ansteckung der gesunden Tiere möglichst auszuschließen.

Resistenz „angeborene oder erworbene Unempfindlichkeit" Mit Resistenz bezeichnet man zum einen die Unwirksamkeit eines Arzneimittels gegen einen Krankheitserreger oder eine giftige Substanz. Umgekehrt kann aber auch ein Tier, eine Pflanze oder ein Mensch resistent gegen einen Erreger sein.

Reinfektion Erneute Infektion mit dem selben Erreger nach überstandener Erkrankung

Sekundärinfektion Eine Infektion, die nur auf Grund einer anderen Vorerkrankung auftritt.

Symptom Sichtbare Reaktion des Immunsystems auf eine Infektion

Virostatikum Besteht aus dem lateinischen Wort *virus* und dem griechischen *static* = Stillstand. Bezeichnet ein Mittel, das die Vermehrung der Viren zum Erliegen bringen soll. Da Viren keine Lebewesen sind, kann man sie auch nicht töten. Man kann nur versuchen, ihr Vermehrung zu hemmen oder zu verhindern, dass sie in eine Wirtszelle eindringen. Die Virostatika setzen an der Vermehrungshemmung an.

Zoonose Viele Krankheiten, mit denen wir uns infizieren, können auch für unsere Tiere ansteckend sein. Viele Erreger infizieren nur Tiere und lösen ganz spezielle Tierkrankheiten aus. Manchmal gelingt es Erregern sogar, die Grenze zwischen Arten zu überwinden. Dann können sich Menschen

Zwischenwirt Infiziertes Tier, das der Erreger für seine Entwicklung braucht, nicht selbst erkrankt, andere aber anstecken kann.

Literatur

Armin, S.C.F. u. Hammerstein, C.H.: *Das Kaali-Patent. Sieg über Krebs und AIDS?* (2. Aufl.) Mittenwalde: Indigo Naturprodukte, 2005-2007

Armin, S.C.F. u. Hammerstein, C.H.: *Kolloidales Silber für Anwender und Heilpraktiker* (1. Aufl.) Mittenwalde: Indigo Naturprodukte, 2006

Baklayan, A.: *Parasiten - Die verborgene Ursache vieler Erkrankungen* München: Goldmann Verlag, 1999

Beck, R. : *A Few Unique Plus Traditional Uses For Silver Colloid,* C.M. 1997

Beck, W. u. Pantchev, N.: *Parasitäre Zoonosen. Bild-Text-Atlas* (1. Aufl.) Hannover: Schlütersche, 2008

Bender, I. u. Ritter, T.M.: *Praxishandbuch Pferdegesundheit* (1. Aufl.) Stuttgart: Franckh Kosmos Verlag, 2008

Bieber, V.: *Allergien beim Hund: Natürlich behandeln und vorbeugen. Auslöser erkennen und vermeiden.* (1. Aufl.) Stuttgart: Kosmos, 2006

Bierbach, E.: *Infektionskrankheiten von A-Z für Heilpraktiker: Infektionsschutzgesetz - Infektiologie – Lernhilfen* (3. Aufl.) München: Urban & Fischer Verlag/Elsevier GmbH, 2011

Bürkle, M.: *Basisversorgung von Vogelpatienten (Vetpraxis spezial)*, Hannover: Schluetersche GmbH & Co. KG Verlag und Druckerei, 2009

Bussang, H.: *Wohlstandskrankheiten unserer Pferde: Diabetes, Metabolisches Syndrom, Cushing, Prävention, Diagnose, Therapie* (2. Aufl.) Stuttgart: Müller Rüschlikon, 2015

Döll, M.: *Entzündungen - Die heimlichen Killer: Ursache unserer Volkskrankheiten. Entstehung, Vorsorge, Behandlung. Mit aktuellen Ernährungstipps* (6. Aufl.) München: Herbig, F A, 2005

Drescher, B. u. Hamel, I.: *Meerschweinchen: Heimtier und Patient* (3. Aufl.)Stuttgart: Enke, 2012

Everett, D.H.: *Grundzüge der Kolloidwissenschaft* Steinkopff Verlag 1992 Fahrenkrog, N.: *Kaninchen und Nager natürlich heilen (Veterinärmedizin)*Stuttgart: Eugen Ulmer, 2010

Fritz, C.: Pferde fit füttern: *Wie ich mein Pferd artgerecht ernähre* Schwarzenbek: Cadmos, 2012

Fritzsche, P.: *Goldhamster (GU Tierratgeber)* (7. Aufl.) München: Graefe und Unzer Verlag GmbH, 2008

Fust, E.: *Pilze und Mykosen: Krankmachende Pilze, Würmer und*

Milben im Körper (3. Aufl.) Leer:Grundlagen u.Praxis, 2013

Grimm, H.-U.: *Katzen würden Mäuse kaufen: Schwarzbuch Tierfutter* München: Heyne Verlag, 2009

Göbel, T. u. Ewringmann, A.: *Heimtierkrankheiten: Kleinsäuger, Amphibien, Reptilien* (Uni-Taschenbücher L) (1. Aufl.) Stuttgart: UTB, 2005

Gotthelf, L.N.: *Ohrerkrankungen der Kleintiere* München:Urban & Fischer Verlag/Elsevier GmbH, 2008

Gottschalk, G.: Welt der Bakterien: *Die unsichtbaren Beherrscher unseres Planeten* (1. Aufl.) Weinheim: Wiley-VCH Verlag GmbH & Co. KGaA, 2009

Gottschalk, G.: *Welt der Bakterien, Archaeen und Viren: Ein einführendes Lehrbuch der Mikrobiologie* (1. Aufl.) Weinheim: Wiley-VCH Verlag GmbH & Co. KGaA, 2015

Groß, U.: *Kurzlehrbuch Medizinische Mikrobiologie und Infektiologie* (3. Aufl.) Stuttgart: Thieme, 2013

Guzek; G. u. Lange, E.: *Pilze im Körper. Krank ohne Grund?: Pilzinfektionen erkennen, heilen und vorbeugen durch gesunde Ernährung* München: Südwest-Verlag (2001)

Hahn, Dr. U.: *Vogelkrankheiten-: Ursachen, Erkennung, Behandlung* Hannover: Schaper 1992

Haider, I.: *Mikrobiologie für Pflege- und Gesundheitsberufe* (1. Aufl.) Wien: Facultas, 2014

Higgins, G.: *Anatomie verstehen - Die Organe des Pferdes: Das Innere des Pferdes sichtbar gemacht* (1. Aufl.) Stuttgart: Franckh Kosmos Verlag, 2013

Holtmann, H.: *BASICS Medizinische Mikrobiologie,Virologie und Hygiene* (3. Aufl.) München: Urban & Fischer Verlag/Elsevier GmbH, 2014

Hof, H. u. Dörries, R.: *Mikrobiologie: Immunologie, Virologie, Bakteriologie, Mykologie, Parasitologie, Klinische Infektiologie, Hygiene* (4. Aufl.) Stuttgart: Thieme, 2009

Kaiser, H. u.a.: *Hygiene, Infektionslehre, Mikrobiologie und Pflege bei Infektionskrankheiten: Ein Arbeitsbuch für Pflege- und Sozialberufe* (6. Aufl.) Wien: Facultas / Maudrich, 2008

Kegel, B.: *Die Herrscher der Welt: Wie Mikroben unser Leben bestimmen* (1. Aufl.) Köln: DuMont Buchverlag, 2015

Kötter, E.: *Rennmäuse: Gesund und flink auf den Beinen (GU Tierratgeber)*München: Graefe und Unzer Verlag GmbH, 2015

Koslowsky, S.: *Pferdekrankheiten: Von Abszess bis Zahnstein; Symptome, Diagnose, Therapie* (1. Aufl.) Stuttgart: Franckh Kosmos Verlag, 2011

Kühni, W. u. Von Holst, W.: *Naturheilverfahren bei Borreliose: Krankheitsbild, Diagnose und praktische Anwendungen* (1. Aufl.) Aarau: AT Verlag, 2008

Kühni, W. u. Von Holst, W.: *Kolloidales Silber als Medizin: Das gesunde Antibiotikum* Aarau: AT Verlag, 2008

Lutz, H. u. Kohn, B.: *Krankheiten der Katze* (5. Aufl.) Stuttgart: Enke 2014

Mehlhorn, H.: *Die Parasiten der Tiere: Erkrankungen erkennen, bekämpfen und vorbeugen* (7. Aufl.) Heidelberg: Spektrum Akademischer Verlag, 2012

Mohr, P.: *Mykosen - Die (un)heimliche Krankheit: Pilzinfektionen der Haut und der inneren Organe ganzheitlich heilen* (2. Aufl.) Berlin: Pro Business, 2014

Neugebauer, G.M. u. Neugebauer, J.K.: *Pferdesprache von A-Z: Ausdrucksverhalten - innerart-iches Sozialverhalten - Kommunikation Pferd-Mensch* Stuttgart: Eugen Ulmer, 2011

Ochsenbauer, U.: *Heilkräuter für Pferde: Pferdegesundheit kompakt* (1. Aufl.) Stuttgart: Franckh Kosmos Verlag, 2014

Ochsenbauer, U.: *Homöopathie für Pferde: Pferdegesundheit kompakt* (1. Aufl.) Stuttgart: Franckh Kosmos Verlag, 2012

Pawletko, P.: *Heilpflanzen für Tiere: Phytotherapie für Hunde, Katzen, Kaninchen und Meerschweinchen* (1. Aufl.) Reutlingen: Oertel & Spörer, 2013

Peichel, M.: *Hunde impfen Der Kritische Ratgeber*, (1. Aufl.) Konstanz: Norbert Höpfinger Verlag, 2013

Peters, S. u. Koch, H.-J.: *Dermatologie-Atlas Hund: Krankheitsbilder und typische Verteilungsmuster* (1. Aufl.) Stuttgart: Enke, 2014

Pies, J.: *Immun mit kolloidalem Silber. Wirkung, Anwendung, Erfahrungen* (18.Aufl.), Kirchzarten: VAK, 2012

Pies, J. u. Reinelt, U.: *Kolloidales Silber. Das grosse Gesundheitsbuch für Menschen, Tiere und Pflanzen* (8.Aufl.), Kirchzarten: VAK, 2012

Ploss, O.: *Naturheilkunde bei chronischen Erregertoxikosen: Folgeerkrankungen von Infektionen und Impfungen* (1. Aufl.) Suttgart: Karl F. Haug, 2015

Rhein, U.: *Der Geflügelhof. Die artgerechte Haltung von Hühnern, Enten, Gänsen und Puten* (3. Aufl.) Darmstadt: pala-verlag, überarb. Neu-Aufl. 2004

Röder-Thiede, M.: *Chinchillas glücklich und gesund* (5. Aufl.) München: Graefe und Unzer Verlag GmbH, 2003

Schacht, C.: *Pferdekrankheiten: erkennen und vorbeugen* (1. Aufl.)

Stuttgart: Franckh Kosmos Verlag, 2013

Schmidt, R. u. Häusler-Naumburger, U.: *Allergien: Pferde-Allergien vorbeugen, erkennen und behandeln (Gesundes Pferd)* (1. Aufl.) Stuttgart: Müller Rüschlikon, 2001

Schrey, C.F.: *Leitsymptome und Leitbefunde bei Hund und Katze – Differenzial-diagnostischer Leitfaden: MemoVet* (3.Aufl.), Stuttgart: Schattauer, 2014

Schroll, S.: *Handbuch Katzenkrankheiten: Vorbeugen - Erkennen - Behandeln (Cadmos Heimtierbuch)* Schwarzenbek: Cadmos Verlag, 2008

Schulitz, K.: *Das Katzengesundheitsbuch: Krankheiten vermeiden und das Immunsystem stärken mit einer gesunden Katzenernährung ohne körperliche und seelische Belastungen* Books on Demand; Auflage: 1 (10. August 2015)

Seim, S.: *Kaninchen (Ratgeber Nutztiere)* (2. Aufl.) Stuttgart: Eugen Ulmer, 2007

Selbitz, H.J. u. Truyen, U.: *Tiermedizinische Mikrobiologie, Infektions- und Seuchenlehre* (9. Aufl.) Stuttgart: Enke 2010

Siewert, A.: *Pflanzliche Antibiotika: Geheimwaffen aus der Natur* (5. Aufl.) München: Graefe und Unzer Verlag GmbH, 2013

Starosta, P.: *Der Hamster (Meine große Tierbibliothek)* (überarbeitete Neuauflage) Stuttgart: Thienemann-Esslinger, 2011

Stauff, J.: *Kolloidchemie* Heidelberg Springer 2014

Stern-Les Landes, A.: *Geflügel: Natürlich und artgerecht halten* (1. Aufl.)Stuttgart: Franckh-Kosmos Verlag, 2001

Steidl, T. u. Hartmann, M.: *Meerschweinchen. Krankheiten erkennen und natürlich behandeln* (1. Aufl.) Reutlingen: Oertel u. Spörer, 2006

Thormann, L.: *Kaninchen erfolgreich pflegen, züchten, ausstellen. Populäre Irrtürmer – Erfolgs-Tipps – Spruchweisheiten* (1. Aufl.) Reutlingen: Oertel u. Spörer, 2005

Wedel, A.: *Ziervögel: Erkrankungen, Haltung, Fütterung* (2., unveränd. Aufl.) Stuttgart: Enke, 2004

Wikipedia: *Die Online Enzyklopädie*, URL: www.wikipedia.de (Stand: Okt.2015)

Wienrich, V.: *Das große Buch der Hundekrankheiten: Symptome . Diagnosen . Therapie* (1. Aufl.) Stuttgart: Müller Rüschlikon, 2013

Wienrich, V.: *Hautkrankheiten und Allergien beim Hund: Ursachen, Symptome, Heilung (Ratgeber rund um den Hund)* (1. Aufl.) Stuttgart: Müller Rüschlikon, 2002

Winkelmann, J.: Kaninchenkrankheiten (Patient Tier) (2. Aufl.)
        Stuttgart: Eugen Ulmer, 2006
Woernle, H. u. Jodas, S.: *Geflügelkrankheiten* (3. Aufl.)
        Stuttgart: Eugen Ulmer, 2006
Wolff, H.G. u. Rakow, B.: *Unsere Hunde - gesund durch
        Homöopathie: Heilfibel eines Tierarztes* (15. Aufl.) Stuttgart:
        Sonntag, J, 2012
Ziegler, J.: *Tierärzte können die Gesundheit Ihres Tieres
        gefährden: Neue Wege in der Therapie* München: mvg
        Verlag (12. Juni 2013)
Zsigmondi, R.: *Über Kolloid-Chemie* (1. Aufl.) Paderborn:
        Salzwasser Verlag, 2012

.